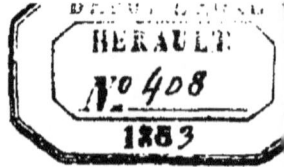

ÉTUDES CLINIQUES ET EXPÉRIMENTALES

SUR LES

DIVERSES ESPÈCES DE CHANCRES

ET PARTICULIÈREMENT SUR LE

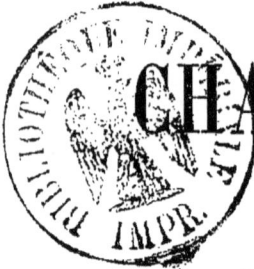

CHANCRE MIXTE

PAR

Louis NODET

DOCTEUR EN MÉDECINE

Ancien Interne de l'Antiquaille (hôpital des vénériens), Membre correspondant
de la Société des Sciences médicales de Lyon.

Avec une Lettre d'Introduction

De M. le Docteur ROLLET

Chirurgien en Chef de l'Antiquaille de Lyon.

MONTPELLIER

BOEHM & FILS, ÉDITEURS DU MONTPELLIER MÉDICAL.

—

1863

A MON PÈRE ET A MA MÈRE.

A MES FRÈRES ET A MES SŒURS.

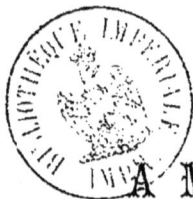

A MES PARENTS.

A mes Amis.

A MES CHERS COLLÈGUES DE L'INTERNAT.

L. NODET.

A MON MAITRE

M. ROLLĒT.

L. NODET.

Mon cher ami,

J'ai lu avec le plus vif intérêt votre excellent travail sur les diverses espèces de chancres, et plus particulièrement sur le *chancre mixte ;* et c'est après cette lecture attentive, que je vous ai conseillé de le livrer à la publicité.

Sans doute, l'accueil extrêmement flatteur que vous avez reçu de vos Juges, quand vous leur avez présenté vos recherches sous forme de thèse inaugurale, avait de quoi suffire à votre modeste ambition. Mais il y a des devoirs qu'il faut savoir accepter ; et les nombreuses observations que vous avez recueillies, les déductions importantes que vous en avez tirées, les rapprochements ingénieux et les aperçus nouveaux dont vous avez enrichi votre travail, vous ont mis en mesure d'affronter sans crainte un jugement plus sévère que le premier, celui de l'opinion publique.

Les idées que vous défendez n'ont cours que dans un cercle restreint : ceux qui n'en comprennent pas l'immense portée pratique, les considèrent comme futiles ; ceux dont elles dérangent les théories, leur ont déjà fait et leur préparent, sans doute encore, une guerre acharnée ; mais vous savez combien elles entrent fortement dans l'esprit de ceux que l'étude attentive des malades a conduits à les adopter, et vous ne doutez pas qu'après des épreuves passagères elles ne finissent par triompher pour toujours et partout. Sachez donc que c'est à vous et aux hommes de votre génération qu'il appartient surtout de préparer et de hâter ce triomphe.

Aussi, mon premier soin serait-il de vous remercier de vous être si efficacement associé à une cause qui m'est chère, si je n'avais à vous féliciter, avant tout, de la manière toute scientifique dont vous l'avez défendue. Vous avez eu le bon goût de laisser de côté cette polémique agressive qui ne profite à rien ni à personne, et qui aigrit les questions au lieu de les mûrir. Le mauvais exemple ne vous a pas entraîné, et vous êtes resté ferme et inébranlable sur le terrain des faits et des expériences. Vous avez ainsi mérité qu'on vienne à vous pour vous contredire, dans une position où vous n'avez rien à redouter de vos adversaires.

Les observations que vous avez recueillies sont tellement précises, et les expériences qui témoignent dans le même sens sont si rigoureuses, que rien, ni en physiologie ni en médecine, n'aurait chance de durée si la détermination des diverses espèces chancreuses, et notamment celle du chancre mixte, risquait d'être jamais ébranlée.

Parmi ces observations et ces expériences, il en est sur lesquelles j'aurais aimé à appeler plus particulièrement l'attention de vos lecteurs, car elles ont une valeur exceptionnelle : ce sont celles que vous avez empruntées à des auteurs qui les avaient publiées à une époque où il n'était encore question ni de l'irréinoculabilité du chancre induré, ni du chancre mixte; mais mon but aurait été dépassé. A quoi bon, en effet, donner une analyse détaillée de votre travail? Il faut, pour en retirer quelque fruit, le lire tout entier, y compris les observations qu'il renferme. Ici, j'ai voulu seulement dire en deux mots tout le bien que j'en pense, et surtout donner à son auteur un témoignage public de mon amitié et de ma sincère estime.

Votre bien affectionné,

J. ROLLET.

Lyon, 28 août 1863.

PLAN ET INTRODUCTION

Comme l'indique le titre de ce travail, nous nous proposons de diriger nos recherches sur un point intéressant de la simultanéité des maladies vénériennes.

Mais là, plus qu'ailleurs, la simultanéité des maladies pourrait amener leur confusion. Pour l'éviter, nous étudierons d'abord ces maladies à l'état isolé. Nous consulterons en premier lieu l'histoire; cette étude féconde, riche en arguments en faveur de la pluralité, sera pourtant écourtée; nous ne ferons qu'indiquer les sources où nous puisons nos assertions, que des travaux consciencieux et patients ont suffisamment démontrées. Nous verrons ensuite l'expérimentation et la clinique établir, dans un commun accord, l'individualité des maladies vénériennes. Nous insisterons sur les preuves expérimentales : là, en effet, l'observation est plus facile, plus rigoureuse ; les résultats sont plus authentiques, plus concluants.

Nous montrerons pourquoi et comment ces maladies peuvent et doivent coexister ; ce chapitre nous servira de trait d'union entre l'individualité des maladies vénériennes et le chancre mixte, que nous nous proposons d'étudier le plus complètement possible dans le chapitre III. Son existence démontrée répondra aux objections les plus sérieuses adressées au dualisme chancreux.

ÉTUDES CLINIQUES ET EXPÉRIMENTALES

SUR

LES DIVERSES ESPÈCES DE CHANCRES

et particulièrement sur le

CHANCRE MIXTE

CHAPITRE PREMIER

INDIVIDUALITÉ DES MALADIES VÉNÉRIENNES.

Preuves Historiques.

Si l'on jette un coup d'œil rapide sur l'histoire des maladies vénériennes, on trouve d'abord la blennorrhagie, puis le chancre simple, connus de toute antiquité. Hérodote, Hippocrate, Celse, les Arabes et les Arabistes, les décrivent seuls. Ce sont les seules maladies vénériennes.

En 1494-1496, on voit apparaître une maladie

nouvelle, inconnue, anonyme: la Vérole, maladie
générale constitutionnelle. Les contemporains de l'invasion la décrivent à part, loin des autres maladies
vénériennes, locales dans leurs manifestations, et toujours traitées localement; puis, la confusion se fait
dans les idées, parce qu'elle s'était faite dans les
choses.

C'est, en effet, ce que démontre, ce qu'admet Astruc, le créateur de la méthode historique (1736).

Après lui (1783) en Allemagne, Hensler, partisan
comme Astruc, de l'unité, est forcé d'en convenir.

A la même époque, Gruner, sans parti pris, sobre
de conclusions, reconnaît les vérités ci-dessus énoncées; en Angleterre, Carmichaël (1814) réfute les
partisans de l'ancienneté de la syphilis. Des travaux
nombreux, très-intéressants, ont été faits dernière-
ment en Allemagne dans ce même sens; mais surtout
en 1852, M. Bassereau, interprétant dans leur vrai
sens les documents fournis par l'histoire, se prononce
franchement pour la pluralité.

Ce consensus univoque d'auteurs érudits, de toutes
nations et d'époques différentes, ne pouvait porter sur
une erreur qui venait contredire leurs croyances et
leurs opinions

L'histoire aussi mentionne, dans ses archives, l'existence d'endémo-épidémies de chacune des maladies vénériennes à l'état isolé. On doit à M. Rollet une étude
très-intéressante sur ces endémo-épidémies (*Recher-*

ches sur un certain nombre de maladies réputées rares ou exotiques qu'il convient de rattacher à la syphilis. Archives générales de médecine; Paris, 1861); étude qui est venue apporter une preuve nouvelle et irréfutable de la pluralité de ces maladies.

Preuves expérimentales.

Dans l'expérimentation, l'observateur qui veut étudier un phénomène se place dans des circonstances connues, choisies, pour avoir sous les yeux, dans toutes ses phases, le fait sur lequel il dirige ses investigations Appliquée sur l'homme, sur son semblable, dans l'étude des maladies et des maladies vénériennes, une telle méthode peut avoir ses dangers, peut être coupable; c'est là seulement ce qui constitue ses inconvénients : mais nous n'avons pas à juger le côté moral de la chose. Au point de vue scientifique seul, elle a des avantages incontestables : c'est de faciliter l'observation, de la rendre complète depuis l'instant de l'inoculation jusqu'à la terminaison, jusqu'à la guérison. Enfin, la reproduction artificielle d'une maladie, sa création de toutes pièces, satisfont l'esprit et prouvent la connaissance nette et positive de ses causes. Que d'individualités morbides, admises par tous, ne soutiendraient pas cette épreuve !

Nous devons cette méthode au génie de Hunter; elle a été féconde en résultats que nous pouvons for-

muler dans les propositions suivantes , servant toutes
à la démonstration de l'individualité des maladies vénériennes :

1°Si l'on charge une lancette de muco-pus blennorrhagique et qu'on l'insère sous l'épiderme , résultat
négatif.

2° Si l'on inocule à la lancette du pus de chancre
simple, soit sur le porteur, soit sur tout autre sujet ,
on obtient toujours un chancre semblable au lieu de
l'inoculation.

3° Si l'on charge une lancette de pus provenant
d'un accident syphilitique primitif, et qu'on l'insère
sous l'épiderme , il se produit également, au lieu inoculé , un chancre primitif, un chancre induré.

4° Ce qui est vrai pour l'accident primitif est vrai
aussi pour les accidents secondaires et pour le sang
des syphilitiques ; il se produit également, au lieu de
l'inoculation, un chancre induré.

5° Sur le porteur du chancre induré ou sur tout
autre sujet syphilitique, les mêmes inoculations don-
nent un résultat négatif.

Avant de démontrer la vérité de ces propositions ,
je rappellerai quelques précautions indispensables.

Lorsque, à la suite d'une piqûre quelconque, on voit
survenir une pustule, il ne faut pas se hâter de conclure qu'on a obtenu un chancre. Une pustule n'est
qu'une pustule, pouvant apparaître à la suite d'une
piqûre simple, à la suite d'une inoculation de pus non

virulent. On voit alors l'épiderme se rider à sa surface, la pustule s'affaisser, puis disparaître au bout
de quelques jours. Ces pustules éphémères s'appel-
lent pustules abortives, pustules d'irritation, fausses
pustules ; pour être en droit de conclure au chancre,
il faut avoir obtenu le chancre. Pouvoir bien observer
est, avons-nous dit, le plus grand avantage de l'expérimentation.

Il faut aussi isoler les surfaces. On y réussit en
recouvrant la plaie de diachylon, et en enveloppant
la partie de bandes roulées. Sans cette précaution,
on a à craindre le contact d'autres agents d'infection,
ou la neutralisation du pus inséré sous l'épiderme.

Passons maintenant à la démonstration des vérités
énoncées.

PREMIERE PROPOSITION.

1° Le pus blennorrhagique inoculé ne produit rien.

M. Ricord le démontre dans son *Traité de l'inoculation*, en 1838. Il explique le fait de Hunter, qui
paraît contradictoire, par la présence d'un chancre
larvé. Les mêmes expériences, faites avec le pus de
l'ophthalmie blennorrhagique, ont toujours échoué.
Ces recherches sur le pus blennorrhagique, répétées
par M. Rollet et par d'autres syphilographes, ont
prouvé que la sérosité du pus obtenue par le filtrage
n'est pas contagieuse. Les inoculations du pus blennor-

rhagique sur les muqueuses des animaux n'ont abouti
à rien.

Cette loi, telle que nous la formulons, est le plus
beau titre scientifique de M. Ricord; mais en voulant
faire de l'inoculation un signe certain de diagnostic
entre la blennorrhagie et le chancre, il allait au-delà
de l'observation. Comme la blennorrhagie, le chancre
induré, inoculé au porteur, donne un résultat négatif.

DEUXIEME PROPOSITION.

*L'inoculation du pus du chancre simple produit toujours un
chancre semblable. Ce résultat est également obtenu, soit
qu'on fasse l'inoculation au malade lui-même, soit qu'on la
fasse à tout autre individu.*

Cette seconde proposition est démontrée dans le
même ouvrage de M. Ricord. L'expérience est d'ailleurs si concluante, si inoffensive, qu'elle est actuellement admise, d'une manière générale, comme un
moyen de diagnostic, et comme telle pratiquée un
nombre innombrable de fois. Eh bien ! dans ce nombre immense d'inoculations, aucun observateur ne s'est
inscrit en faux contre cette vérité : *Le chancre simple
est indéfiniment réinoculable au porteur*, et un individu a eu le courage de s'en inoculer plus de 2000.

Après l'inoculation on voit, sans incubation, survenir, dans un espace de 24 heures, un érythème cir-
conscrit au point piqué, puis une vésicule ; 48 heures

après, survient une pustule, petite il est vrai, mais
visible à l'œil nu ou à la loupe. Au bout de trois ou
quatre jours apparaît une pustule d'ecthyma , qui
crève, laissant au-dessous une surface ulcérée , à
bords déchiquetés, taillés à pic, a fond blanchâtre,
suppurant abondamment. C'est le chancre simple en
voie de progrès. Cette vérité expérimentale est très-
clairement démontrée pour le chancre simple. Les
inoculations ont été tellement nombreuses, que seul
le virus vaccin en compte autant.

TROISIEME PROPOSITION.

*Si l'on charge une lancette de pus provenant d'un accident
syphilitique primitif, il se produit également, au lieu de
l'inoculation, un chancre primitif, un chancre induré.
Mais pour obtenir ce résultat il faut faire l'inoculation sur
un sujet non syphilitique.*

Les faits expérimentaux venant à l'appui de cette
vérité étant peu nombreux , et on en comprend la
raison, nous allons les rapporter *in extenso*.

Première observation (de RINECKER).

Le 13 février 1852 , une inoculation fut pratiquee chez le
docteur Warnery (de Lausanne), sur le bras droit, par le docteur Rinecker, suivant le procede indiqué dans l'observation
xxxv, et avec le pus de la lesion primitive développée sur le
bras du jeune medecin W. R... Les phenomènes consécutifs

furent sensiblement les mêmes que chez W. R.... La plaie du
vesicatoire, comme d'habitude, guerit en peu de jours ; il se
developpa seulement, comme chez ce dernier, une forte deman-
geaison, avec eruption prurigineuse sur tout le bras droit ;
elle disparut bientôt d'elle même.

Le 9 mars, 23 jours apres l'inoculation, la plaie du vésicatoire rougit vivement, la peau est dure et infiltrée, il se
manifeste plusieurs elevures dures et résistantes, papuleuses,
se desquammant facilement ; pas la moindre douleur.

Le 21 mars, 55 jours apres l'inoculation, 13 jours apres
l'apparition des accidents locaux, l'affection locale paraît avoir
acquis son plus haut degre d'intensite. Une masse d'excroissan-
ces tuberculeuses cuivrees, saillantes, très-rapprochées, et en
partie confluentes, occupent la surface du vesicatoire guéri.
Ces tubercules sont couverts, pour la plupart, de croûtes bru-
nâtres, moderement adherentes, ou de squames minces et
grisâtres.

Le docteur Warnery, obligé de retourner dans son pays,
fit usage, comme W. R....., de pommade au deuto-iodure ;
au bout de trois semaines, toute trace de cette cruption avait
disparu ; depuis le milieu d'avril jusqu'au commencement de
mai, il se trouva parfaitement bien.

A cette epoque de 76 à 80 jours après l'inoculation, de 54
à 60 apres l'affection locale, il se declare une vive cephalalgie
qui peu à peu devient intolerable ; sensation de fatigue dans
les extremites inferieures, anorexie, insomnie, mauvais aspect.
Presque en même temps que ces symptômes subjectifs, survient une syphilide lenticulaire, qui s'etend du cou à la portion
chevelue de la tête et a la plus grande partie du visage ; peu
apres, angine syphilitique ; le voile du palais et les piliers
sont rouges, gonfles, etc.

Deuxième observation (de GIBERT), sur un sujet sain.

Cette observation de M. Gibert offre, selon lui, une grande analogie avec celles que nous avons déjà rapportées sous son nom. Seulement, la papule developpee au point inocule a été beaucoup moins vo'umineuse, l'induration tuberculeuse moins prononcee, moins etendue, et s'est resolue plus rapidement, laissant une ulceration arrondie, superficielle, un peu fongueuse. Le traitement specifique a ete institue avant l'apparition de la roseole. Aujourd'hui 17 mai, ce sujet est en voie de guérison.

L'inoculation a ete pratiquee le 28 fevrier 1859 : on s'est servi , pour cette inoculation, de l'espece de lymphe visqueuse et plastique secretee par la surface papuleuse du n° 1 , cité en premier lieu, l'accident local ayant alors chez ce dernier 16 ou 17 jours de date.

Troisième observation (anonyme , du PALATINAT).

Le secrétaire de l'Association de médecine du Palatinat a communiqué en 1856, à cette Compagnie, le résultat sommaire des experiences faites par un de ses collegues, en se portant garant de leur exactitude :

Quatorze individus, huit hommes et six femmes, acceptèrent l'expérimentation.

Les inoculations furent faites avec la lancette, sur le bras ; on ne pratiqua jamais moins de trois, ni plus de dix piqûres sur le même individu. (Trois inoculations furent faites avec le pus du premier inoculé ; sur les quatorze cas, il y eut quatre insuccès.)

Quand l'inoculation reussit, la marche fut presque identique dans tous les cas. Dans les trois ou quatre premiers jours, les piqûres s'enflammèrent legèrement, formant comme de petites pustules qui disparaissaient rapidement. Il s'écoulait un certain temps, pendant lequel on ne constatait aucun phenomène particulier aux points inoculés, jusqu'à ce qu'il survînt une nouvelle réaction ; les piqûres s'enflammaient alors, formaient des taches d'un rouge fonce, bien limitées, s'elevant en quelques jours au-dessus du niveau de la peau, augmentant de consistance et se desquammant, en général, à leur sommet.

Les tubercules ainsi formés suppuraient et se couvraient d'une croûte sous laquelle le pus se ramassait ; chez un malade, les tubercules ne suppurèrent pas et rétrogradèrent ; ce malade n'a pas jusqu'à présent présenté d'accidents généraux. Pendant que les tubercules s'ulcéraient, il survenait, apres un espace de temps plus ou moins long, le plus souvent avec fievre et malaise général, des taches à la peau ; lorsqu'on abandonnait la maladie à elle-même, ces taches duraient des semaines, pour passer ensuite à l'etat de psoriasis ou de tubercules cutanés. L'angine survenait ensuite en general.

Les symptômes locaux persistaient toujours au moment ou les phénomènes géneraux se déclaraient.

Dans les cas ou les piqûres s'enflammaient de suite et suppuraient, il n'y eut de manifestation spécifique, ni locale ni générale.

Tous les inocules furent inocules de nouveau avec le pus de leurs ulcérations, avant l'apparition des accidents genéraux, mais sans succès, sans reaction speciale au point inocule.

Le premier stade d'inoculation ne fut jamais moindre de quinze, ou de plus de quarante-deux jours ; le second varia entre vingt-six et cent-sept jours.

Des neuf inoculés avec le sang, trois le furent avec succès, et ceux-là seulement ou une large surface abondante avait ete frictionnee.

La syphilis constitutionnelle guerit toujours à la suite d'un traitement ou l'iodure de potassium tenait la premiere place. Dans un petit nombre de cas rebelles à l'emploi de ce medicament, on eut recours au sublime. (*Archives générales de médecine,* mai 1858.)

Il y a si peu de différence dans le chancre produit au lieu de l'inoculation, soit qu'on emprunte la matière inoculable à l'accident secondaire, soit qu'on la prenne sur un accident primitif, qu'il est dit ici que, dans trois cas sur quatorze, cette matiere provenait de l'accident primitif du premier inoculé, sans qu'il soit fait mention le moins du monde d'une nuance quelconque, susceptible de faire distinguer le resultat de ces trois inoculations de celui des onze autres.

Dans toutes ces observations, on trouve englobees dans une même description, des inoculations d'accidents secondaires, des inoculations de sang syphilitique, enfin des inoculations d'accidents primitifs. Nous ne prendrons dans cette observation que ce qui a rapport a ces dernieres, c'est-à-dire aux inoculations d'accidents primitifs.

Le chancre indure n'est point nomme; mais peut-être, precisement parce qu'on ne le nomme pas, on est oblige d'en donner une description tres-exacte. Il suffit de remplacer le mot papule par le mot induration, le mot ulceration par le mot chancre, pour voir clairement que c'est de l'accident primitif dont il est question.

Quatrième observation (de M. Roller).

J'ai inocule une fois un chancre induré, et je dois dire que tout s'est passe comme dans les inoculations secondaires de MM. Wallace, Waller, Rinecker, Guyenot et autres.

Il y a eu une incubation de dix-huit jours, puis une papule

s'est développée ; une ulcération a d'abord envahi le centre, puis la totalité de la papule, et j'aurais eu, sans doute, un chancre induré complet, si je n'avais immédiatement soumis le malade à un traitement antisyphilitique.

Ce chancre induré, je l'avais d'abord inoculé au malade lui-même, sans résultat. Je l'avais inoculé a d'autres malades affectés de chancres indurés, également sans résultat ; enfin, je l'avais inoculé à plusieurs sujets affectés de syphilis secondaire et tertiaire, toujours sans résultat. N'ayant pas alors d'idées arrêtées sur le double virus chancreux, je crus pouvoir l'inoculer impunément à un malade qui venait d'avoir un chancre simple et deux bubons reconnus chancreux à l'inoculation. C'est chez lui qu'apparurent, après une incubation de dix-huit jours, la papule et l'ulceration dont j'ai parlé.

Cinquième observation (de M. BÆRENSPRUNG).

Marie G... n'a jamais eu la vérole. Le 28 mai 1859, on lui inocule le pus du chancre induré de Henri M... : trois piqûres à la cuisse droite. Pas de réaction à l'endroit piqué.

Le 1er juin, les piqûres sont comme des points rouges.

Le 6, il est impossible de les distinguer.

Le 25, les piqûres forment trois petites saillies tuberculeuses rouges.

Le 1er juillet, une croûte s'est formée ; on la détache. Au-dessous, on voit une ulcération plate. Les ganglions ne sont pas tuméfiés.

Le 2 et les jours suivants, deux des tubercules augmentent rapidement de volume, en même temps que s'etend l'ulceration qui les surmonte. Le troisieme tubercule se sèche.

Le 5, les ganglions de l'aine droite sont tumefiés et indolents. Les deux tubercules ulcérés ont la largeur d'une piece de 50 centimes.

Le 12, les ulcérations se sont réunies en une seule : leur fond s'est clevé, il est nettement limité et très-dur, les ganglions notablement augmentés de volume, tres-durs et peu sensibles.

Le 20, l'ulceration a la largeur d'une pièce de 1 franc, sa base a une dureté presque cartilagineuse, les bords sont de niveau avec le fond de l'ulcération; il n'y a pas de suppuration, mais l'ulceration est recouverte d'une couche diphthéritique.

Le 21 août, l'ulcération est toujours indurée; il y a tendance à la cicatrisation. Nul traitement n'a été fait jusqu'à ce jour.

Le 29, l'ulcération est presque guérie; il reste une cicatrice dure, circonscrite, calleuse; plaques muqueuses aux grandes lèvres, à l'anus; roséole.

Le 1er octobre, la cicatrice de la cuisse était encore dure et les ganglions tuméfiés et indolents.

Sixième observation (de LINDWURM).

M. N..., 45 ans. — Cette fille a des érosions à la vulve, une blennorrhagie vaginale; elle ne présente aucune trace de syphilis. Le 5 juin 1860, elle fut inoculée au bras gauche avec du pus pris sur un individu présentant un chancre induré, des papules, des condylomes. Le resultat fut négatif. Vers le 28 juin, on voit apparaître une légère rougeur, puis une papule qui s'ulcéra; il y avait un chancre indure avec adenite sous-axillaire. La malade fut guérie par le traitement mercuriel.

Septième observation (de LINDWURM).

Le 10 juin 1861, on inocule une fille publique portant un chancre simple des grandes lèvres; le pus fut pris sur le bras

de la première malade. Deux jours après, il se développa une
petite rougeur, puis une pustule qui guerit en cinq ou six jours.
On lui fit deux autres inoculations sur l'autre bras; mêmes
phénomènes. Cependant le 19 juillet, après la première inoculation, il se développa sur le bras un chancre induré, avec
tous les symptômes ordinaires. La malade fut traitée par le mercure et guérie. Ces deux observations prouvent qu'il est possible de transporter la syphilis d'un individu infecté par le coit
sur un autre individu, et de celui-ci sur un troisieme, et, apres
l'incubation, les mêmes phenomènes se developpent.

Dans toutes ces observations, on remarque d'abord
un résultat négatif. Quelquefois un érythème éphémère
ou une pustule abortive ; puis, après une incubation
en moyenne de 24 jours, on voit survenir, au lieu
piqué, une rougeur, une papule [1] qui s'indure, s'ulcère
au centre, suppure peu, qui n'est pas inoculable au
porteur ; c'est le chancre induré, le chancre tel qu'il

[1] Le début papuleux du chancre induré, signalé pour la première fois et démontré par M. Rollet, paraît au premier coup
d'œil un fait plus curieux qu'utile; pourtant c'est ce fait bien
établi qui a servi à démontrer le mode de contagion du sang et
des accidents secondaires, le mode de transmission de la syphilis par la vaccine, le chancre vaccino-syphilitique.
Il s'en est même suivi une perturbation passagère dans la
nomenclature syphilographique. Plusieurs spécialistes, frappés
de cette remarque que la papule était le début et se retrouvait
à la terminaison du chancre, qu'elle le doublait dans sa periode
d'état sous le nom d'*induration*, croyant, ce qui est faux, que
l'ulcération pouvait manquer, ont refusé le nom de chancre au
chancre infectant, le réservant exclusivement au chancre simple

est produit par le chancre induré. Nous allons étudier la lésion produite par l'inoculation des accidents secondaires et par le sang des syphilitiques, dans la quatrième proposition.

QUATRIEME PROPOSITION.

Ce qui est vrai pour l'accident primitif est vrai aussi pour les accidents secondaires et pour le sang des syphilitiques. Il se produit également, au lieu de l'inoculation, un chancre induré.

Les inoculations sont assez nombreuses. Il y en a deux de Wallace, une de Vidal, une de Waller, une de Rinecker, une de Guyenot, deux de Gibert, plusieurs de l'anonyme du Palatinat. Depuis, Bærensprung et Lindwurm ont répété avec succès ces expériences.

Pour les accidents secondaires, nous résumerons dans un tableau synoptique toutes les inoculations publiées jusqu'à ce jour.

avec l'École de Berlin, ou au chancre mixte avec M. Cusco. Mais des velléités de réforme, ne reposant sur rien de solide, ne sauraient être durables. Pour créer un mot nouveau, il faut un fait nouveau; et il reste à démontrer que le chancre induré puisse exister, même exceptionnellement, sans ulcération.

TABLEAU SYNOPTIQUE des inoculations d'accidents syphilitiques secondaires.

NOM de l'observateur.	ÉTAT du premier malade.	NOM ET ÉTAT de l'inoculé.	DATE de l'inoculation.	MODE de l'inoculation.	DURÉE de l'inoculation.	DATE DE L'APPARITION de l'accident syphilitique primitif.
WALLACE.	Pustules syphiliti-ques psydraciées.	P. M..... Sain.	15 nov. 1835.	A la lancette	29 jours.	14 décembre.
WALLACE.	Pustul. psydraciées.	J. M..... Sain.	1er juin 1835.	A la lancette	28 jours.	28 juin.
VIDAL.	Pustules.	M. Boudeville. Sain.	1er novemb.	A la lancette	15 jours.	15 novembre.
WALLER.	Cicatrice de chan-cres; plaques crou-peuses; taches sur tout le corps.	D.... Teigne faveuse, sain d'ailleurs.	6 août 1850.	A la lancette	25 jours.	30 août.
WALLER.	Ulcérations primi-tives.	F..... Lupus guéri, sain d'ailleurs.	27 juil. 1850.	A la lancette	34 jours.	31 août.
RINECKER.	Condylomes, altéra-tion des ongles, no-dus syphilitiq., etc.	W. R..... Sain.	5 janv. 1852	Au vésica-toire.	29 jours.	3 février.
RINECKER.	Tubercules suppu-rés.	Dr Warnery. Sain.	13 févr. 1852	Au vésica-toire.	23 jours.	9 mars.

NOM de l'observateur.	ÉTAT du premier malade.	NOM ET ÉTAT de l'inoculé.	DATE de l'inoculation.	MODE de l'inoculation.	DURÉE de l'inoculation.	DATE DE L'APPARITION de l'accident syphilitique primitif.
Guyenot.	Induration d'une largeur de 1 centim. sur le pénis, plaques muqueuses à l'anus.	J. B..... Teigne faveuse, sain d'ailleurs.	7 janv. 1859	A la lancette	28 jours.	4 février.
Gibert.	Pustules et papules syphilitiques.	X..... Sain.	28 févr. 1859	A la lancette	. . . . .	Un mois après le malade est en voie de guérison pour les accidents survenus.
Gibert.	Chancre induré, papules muqueuses.	M..... Lupus du visage, sain d'ailleurs.	9 févr. 1859	A la lancette	35 jours.	16 mars.
Lindwurm.	Plaques muqueuses.	J. S..... Lupus du visage, sain d'ailleurs.	8 déc. 1860.	Au vésicatoire.	21 jours.	29 décembre.
Bærensprung.	Richard A..... Plaques muqueuses ulcérées.	Bertha B..... Vierge de vérole.	20 mai 1859.	3 piqûres.	28 jours.	17 juin.

Je citerai en note les observations moins connues de Lindwurm et de Bærensprung. Je dois la traduction de leurs travaux à M. Bochud, externe du service.

Première observation.

J.S...., fille de 50 ans dont la face était à moitié rongée par un lupus, servit à l'expérience suivante :

On lui appliqua, le 8 décembre 1860, un petit vésicatoire à la nuque ; le lendemain, on fixa sur le derme denudé un morceau enlevé sur une plaque muqueuse d'un individu syphilitique. La plaie de la nuque guerit au bout de cinq jours ; mais trois semaines plus tard, la plaie fut enflammée, il se forma une papule ulcérée, et bientôt apparurent des adenites cervicales et des plaques cuivrées. Cette fille fut encore guérie par le mercure.

Dans cette observation, nous voyons la syphilis inoculée par un tissu organique, une piece de la muqueuse buccale.

Deuxième observation (de Bærensprung).

Bertha B... n'a jamais eu la vérole. Le 20 mai 1859, on lui inocule, au moyen de trois piqûres à la cuisse droite, le pus de plaques muqueuses ulcérees provenant de Richard A.... Les piqûres disparaissent jusqu'au 17 juin ; quelques jours après, trois tubercules durs et rouges occupent la place des piqûres.

Le 21, les tubercules sont ramollis, recouverts d'une croûte sous laquelle sont des ulcérations.

Ces dernières augmentent d'étendue, s'agrandissent et finissent par n'en plus former qu'une ayant la dimension d'une pièce de 5 francs. La base de l'ulcération est dure, cartilagineuse, nettement limitée, et ressemble de tout point à celle du cas précedent (inoculation de chancre induré). Les ganglions de l'aine droite étaient nettement tuméfiés et durs. Il n'y avait aucun doute que nous avions affaire à un chancre induré.

Il existe dans la science plusieurs observations démontrant expérimentalement la contagion du sang des syphilitiques. Nous choisirons celles plus récentes et moins connues de Pellizari et de Lindwurm, celle de Pellizari surtout étant entourée de toutes les garanties d'authenticité.

Observation (de M. Pellizari.)

Le 6 février 1860, devant presque tous les praticiens de cette École, je fis l'inoculation du sang extrait d'une femme syphilitique, sur MM. Gustave Bargioni, Henri Rosi, praticiens externes, et Henri Passigli, chirurgien interne, tous indemnes d'antécédents syphilitiques.

La femme dont je pris le sang pour l'expérience fut une certaine A. L. (de Pontasieve), âgée de 25 ans, nubile et enceinte de six mois.

Elle racontait que, quarante ou cinquante jours avant de venir à l'hôpital, elle s'etait aperçue qu'elle avait une bulle aux parties genitales, qui resta seule et peu douloureuse jusqu'à huit ou dix jours avant notre visite; de ce moment, les bulles s'etaient multipliées et lui causaient quelque inquietude. Examinée avec soin, elle présentait des papules muqueuses très-confluentes et secrétant abondamment aux parties génitales; et une d'elles, située sur la grande lèvre gauche, vers la commissure inférieure, précisément dans le point où la malade nous montrait avoir eu la première forme de maladie, était plus grande et plus elevée que les autres, et avait une base avec induration franchement syphilitique.

Celle-ci était, ou l'ulcère infectant transforme en plaques muqueuses, ou une plaque muqueuse developpée sur la cicatrice de l'ulcere primitif. On rencontrait aussi des papules muqueuses au pourtour de l'anus, et des glandes grosses, dures et indolentes aux aines. Il y avait sur le tronc un erytheme assez confluent; on distinguait aussi des adenopathies dans la région postérieure du cou, et des pustules cuneiformes sur le cuir chevelu. Aucun traitement anterieur n'avait ete fait. Chez cette femme, au lieu d'extraire le sang au moyen d'une ventouse scarifiee, on fit une saignee de la cephalique au pli du bras droit. Aucune manifestation eruptive n'existait dans cette région, qui fut d'abord lavee.

Le chirurgien se lava soigneusement les doigts, et le ruban, le vase, la lancette, etaient tout à fait neufs.

Le sang à peine extrait, on en imbiba un plumasseau de charpie, que l'on appliqua au docteur Bargioni, à la region superieure et externe du bras gauche, au niveau de l'insertion du deltoide, ou l'on avait enlevé l'epiderme et fait trois incisions transversales.

La même chose fut pratiquée au docteur Henri Rosi, avec cette difference cependant que l'abrasion de l'epiderme fut faite à la region superieure et interne de l'avant-bras gauche, et que le sang etait dejà refroidi.

Au docteur Henri Passigli, qui fut le troisième, l'inoculation fut faite sur la même region et de la même maniere qu'au docteur Bargioni, mais le sang etait presque entierement coagulé. Par consequent, l'on appliqua sur la surface exterieure, entre la partie liquide, un morceau de caillot.

L'etendue de la surface destinée à l'inoculation fut, chez tous, de 2 centimetres de hauteur et 1 de largeur.

Je crois opportun de repeter que tout ce qui servit a ces expériences etait neuf, et que tous ceux qui prirent part de quelque manière aux inoculations, se laverent soigneusement les mains.

Vint-quatre heures apres, j'ôtai la bande du docteur Bargioni, et je ne trouvai rien de particulier sur la surface qui avait servi à l'inoculation, si l'on en excepte une croûte mince et noirâtre, due au sang évasé et desseché. Le même jour, j'enlevai la charpie aux deux autres, et je ne trouvai rien qui méritât une considération spéciale. Quatre jours après, toute trace de l'inoculation pratiquée avait disparu chez tous. Ayant occasion de voir fréquemment ces Messieurs, je n'oubliai jamais de leur demander s'il s'était passe au point inoculé quelque chose qui méritât d'être vu, et ils me répondaient toujours négativement.

Le 5 mars au matin, le docteur Bargioni vint me trouver, et m'annonça qu'au centre de la surface où avait été inoculé le sang, il avait note une petite elevure qui lui occasionnnait un peu de prurit.

Ayant examiné le bras je vis, au point indiqué, une papule de forme arrondie et d'une couleur rouge plutôt foncée ; l'on n'apercevait aucune induration a la base de la papule, ainsi qu'aucun engorgement des glandes axillaires.

Je m'abstins de me prononcer sur la nature de ce phénomène, mais il naquit dans mon esprit un fort soupçon qu'il s'agissait d'un effet du sang inoculé. Je priai alors le docteur Bargioni d'appliquer sur la papule des linges, en les maintenant avec un peu de cerat, pour la garantir de tout frottement.

Je revis avec d'autres personnes, et presque tous les jours, cette papule, qui augmenta de façon à atteindre au bout de huit jours la dimension d'une pièce de 20 centimes.

Le 11, la papule était couverte d'une squame mince, argentée et très-adhérente ; dans les deux jours suivants, cette squame devint plus dense et moins adhérente, et commença à se briser dans la partie centrale.

Le 14, on sentait dans l'aisselle deux glandes grosses comme une noisette, mobiles et indolentes. La papule etait aussi indolente, la sensibilité était seulement un peu augmentee.

Le 19, en pressant sur la squame qui couvrait la papule, on voyait sortir de la périphérie une petite quantité de sérosite purulente, et la pression causait un peu de douleur.

Les glandes axillaires etaient devenues plus grosses et plus dures, mais restaient indolentes. On ne sentait aucune induration à la base de la papule.

Le 21, la squame s'était transformée en vraie croûte, qui commençait à se détacher dans quelques points de la périphérie, laissant clairement voir au-dessous une surface ulcerée; légère induration à la base.

Le 22, ayant enlevé la croûte, on mit à découvert un ulcère d'aspect infundibuliforme; les bords avaient une certaine résistance elastique, représentant très-bien l'induration annulaire. Ils étaient tumefies, adhérents et obliques par rapport au fond de l'ulcère, qui suintait très-peu et était couvert d'une couche presque diphthéritique; tres-peu de douleur. Il fut traite par de la simple charpie sèche.

Le 26, l'ulcère s'est étendu de maniere à avoir le diametre d'une pièce de 50 centimes, et est devenu plus sécretant. Sa figure est celle d'un petit entonnoir renversé.

L'induration est très-augmentée; on suit le simple traitement avec la charpie sèche, car le docteur Bargioni veut attendre les manifestations générales avant de commencer un traitement interne.

Rien de nouveau jusqu'au 4 avril. L'ulcère, pendant ce temps, est resté stationnaire, son fond est plus granuleux, les glandes sont toujours grosses, dures et indolentes, comme aussi l'ulcère reste très-peu douloureux et peu sécrétant.

Le 4 avril, on voit à la surface du corps et spécialement aux côtés du thorax et aux hypochondres, des taches de formes irregulieres et d'une couleur rosee qui ne causent aucun malaise au malade.

Les engorgements glandulaires au cou sont devenus plus marques. Cet erythème devient plus etendu et plus confluent les jours suivants, de maniere à ne laisser aucun doute sur sa nature syphilitique. Pas de fievre, pas d'etat catarrhal, pas de chaleur; aucun prurit à la peau n'accompagne cet érythème maculeux, qui dure depuis huit jours, allant toujours en augmentant.

Le 20, les glandes cervicales et sus-épitrochléennes sont augmentees de volume et de résistance ; l'ulcere est toujours à la periode d'etat specifique, et ne donne aucun signe de marcher vers la cicatrisation.

Le 22, la couleur de l'érythème est franchement cuivrée, et l'on voit, mêlées à l'erytheme, des papules lenticulaires. L'ulcere primitif est devenu sanguinolent sur les bords et commence à se reparer.

Le traitement mercuriel est commence.

Observation (de LINDWURM).

Marie E..., âgee de 71 ans, entra à l'hospice pour un cancer de l'œil qui a fait des ravages tels que la guerison devint impossible. On injecte entre les omoplates, au moyen de la seringue à injection sous-cutanee, quelques gouttes de sang syphilitique pris au moyen d'une ventouse sur une femme de 22 ans, ayant tous les symptômes de la syphilis, et qui mit au monde, deux mois plus tard, un enfant syphilitique.

Voici les résultats de l'opération : Au troisième ou quatrième jour, il y eut une légere rougeur de la peau, rougeur qui disparut. Quatre semaines plus tard, la peau rougit de nouveau, une papule se forma, s'ulcera, se creusa au centre, la base était dure, suppurait peu. Plus tard se montrèrent les adénites cervicales et axillaires.

Dans ce cas, l'inoculation de la syphilis par le sang syphilitique est incontestable.

Là aussi, pour le sang comme pour les accidents secondaires, expériences variées, résultats identiques.

Pourtant, dans ces observations, toutes les inoculations n'ont pas réussi : il y a eu quelques insuccès ; mais l'insuccès, fût il la règle, n'infirmerait pas la possibilité de la contagion du sang. La possibilité est démontrée, cela suffit ; peu importe la question de fréquence.

Et comment, sans la contagion du sang, expliquer la syphilis héréditaire ? Et, si l'on admet comme démontrée la contagion de l'accident primitif, comment expliquer le fait non moins démontré de la contagion de l'accident secondaire ? Quel est le trait d'union entre ces accidents ? Quel est le véhicule du virus, sinon le sang, dont la contagion, par le fait seul, devait être pressentie ?

L'expérience a donné raison au raisonnement · la contagiosité du sang prouve que la syphilis est une, et que c'est une maladie générale.

CINQUIEME PROPOSITION.

*Le chancre induré n'est pas réinoculable au porteur, ni à
aucun autre sujet syphilitique.*

Cette proposition a d'abord été énoncée par M. Clerc,
(Communication à la Société de chirurgie, 3 octobre
1855), qui explique le caractère solitaire et le résultat négatif de la réinoculation du chancre induré ;
pour la même cause , l'infection générale.

Cette loi est admise comme règle générale par
MM. Ricord, Fournier, Rollet; d'autres syphilographes
ne l'admettent qu'avec des réserves et des exceptions.
En tête de ces derniers on trouve en premier ligne,
qui ? son promoteur, M. Clerc.

Pour M. Clerc, en effet, le chancre simple est le
résultat dégénéré du chancre induré inoculé aux syphilitiques ; c'est le chancroïde, analogue à la va-
rioloïde.

Ici, pour M. Clerc, le résultat positif de la réinoculation serait la règle, et ce résultat serait un chancre
simple. Nous pourrions combattre par d'autres arguments cette assertion , qui n'est, pour M. Ricord et
pour M. Clerc lui-même, qu'une hypothèse ; nous
nous contenterons de mettre en regard les deux assertions de l'ancien interne du Midi, obligé de choisir entre deux affirmations contradictoires reposant, l'une
sur des faits, l'autre sur des vues fausses de l'esprit;

M. Clerc choisira certainement la première, qui fait sa gloire. Il conviendra, comme nous, que le chancre induré réinoculé donne, comme il l'a dit le *premier*, un résultat négatif.

Pour M. Melchior Robert aussi, le chancre induré, à la première période, serait réinoculable dans la majorité des cas. Il en cite des observations qui devraient être nombreuses et concluantes, en prenant son assertion à la lettre. Parmi ces faits, qu'il dit si nombreux, il choisit onze observations incomplètes, que nous examinerons, et dont nous réfuterons l'interprétation une à une, à l'article : *Diagnostic du chancre mixte.*

Non content d'admettre le résultat positif de la réinoculation itérative comme règle, M. Robert explique les cas d'insuccès par un insuccès aussi fréquent sur les sujets vierges de syphilis.

« Lorsque, dit-il, la curiosité m'a forcé à faire la contre-épreuve sur l'homme sain, j'ai pleinement échoué. » C'est nier l'inoculabilité du chancre induré, c'est presque nier la vérole, et je ne sais si M. Ricord signerait cette conclusion de son trop zélé disciple. Ainsi, comme règle, la réinoculabilité du chancre induré est inadmissible.

MM. Ricord, Fournier, Diday, ne l'admettent que comme exception.

Y a-t-il quelques faits rares de chancre induré réinoculé avec succès au porteur ?

Réduite à ces termes, la discussion est possible. Il

est bien entendu qu'en parlant du chancre induré réinoculable, nous voulons dire réinoculable en tant que
chancre induré.

Et d'abord, ils citent à l'appui de leur thèse la 190e
observation de M. Fournier, expérience de M. Poisson
où est survenue, au bout de quelques jours, la *pustule
caractéristique.*

Ces quelques lignes suffisent pour prouver que ce
n'est pas d'un chancre induré qu'il s'agit ; car : 1o l'incubation du chancre induré n'est pas de quelques
jours ; 2o son début n'est pas pustuleux.

M. Diday [1], dans un mémoire lu à la fin d'octobre
1862 à la Société des sciences médicales, cite plusieurs faits à l'appui de la réinoculabilité du chancre
induré à son début, sur le porteur :

Les expériences de H. Lee, qui a appliqué sur des
chancres indurés des vésicatoires et de la sabine, et
a provoqué la suppuration. Voici les deux observations qu'il cite, et qu'il a eu la bonté de me commu-
niquer avant l'impression de son mémoire.

PREMIÈRE OBSERVATION.

Un jeune homme fut reçu a Lock Hospital, le 29 juillet 1858.
Quinze jours avant son entrée, il avait eu au reflet du gland
un ulcère superficiel qui guérit en peu de jours ; mais deux

---

[1] Histoire naturelle de la syphilis, appendice : irréinoculabilité
du chancre induré.

ou trois jours apres l'apparition de cet ulcère, il lui vint sur le fourreau un petit bouton qui, le 26 juillet, avait tout l'aspect d'un chancre hunterien bien caracterise ; il en sortait une sécretion trouble, dont une goutte, additionnée d'acide acetique et examinée au microscope, ne parut pas contenir de globules de pus.

Le 27, inoculation de ce fluide sur divers points de la cuisse du malade.

Le 29, on retrouve de nouveau que la sécretion de l'ulcère ne contient pas de pus, et le 31 on l'inocule encore sur plusieurs autres points. L'ulcère est en voie de progression.

Le 3 août, aucune des precedentes inoculations n'a donné de resultats : engorgement des ganglions cervicaux et apparition d'une syphilide. On applique un petit vésicatoire sur l'ulcère.

Le 5, l'ulcère, couvert d'une escarre superficielle, produit à présent une secretion puriforme. On inocule plusieurs points de la cuisse avec cette secrétion.

Le 7, aujourd'hui l'ulcère ne sécrète plus de pus. On inocule de nouveau le fluide qui s'échappe de sa surface.

Le 10, l'ulcere a été panse deux fois avec une pommade a la sabine. Il donne maintenant une abondante secretion de pus. Elle est inoculee en plusieurs points, sur une partie differente de la cuisse.

Le 12, l'inoculation faite en dernier lieu, ainsi que celles faites le 5 et le 10 (lorsque l'ulcere fournissait du pus), ont réussi. Celles du 7, alors qu'il n'y avait pas de pus, ont echoue.

Les inoculations positives presentent l'aspect de taches rouges, circulaires, avec un peu de saillie et d'epaississement de l'épiderme. En un point, il y a une vesicule d'ou s'ecoule un fluide séreux. On inocule ce fluide à la cuisse du malade. L'ulcere originaire, qui a été panse avec de l'eau, ne fournit plus de pus.

Le 17, l'inoculation du fluide d'inoculation a réussi. Elle presente le même aspect que les premieres, seulement il y a un peu d'abrasion de l'epiderme.

Il n'y a pas là apparence de pustule, il ne s'échappe pas de pus de sa surface. Cependant il s'est formé une pustule accompagnee de très-peu d'inflammation sur l'un des points positivement inocules.

Le 19, les inoculations ont l'apparence de taches rouges avec saillie et épaississement de la peau, mais sans aucune induration.

La pustule se dessèche.

Le 24, l'une des inoculations a un peu de tendance à s'ulcerer, les autres sont en desquamation et perdent leur couleur. L'observation s'arrête là.

OBSERVATION II.

Bridget, âgee de 17 ans, fut reçue le 26 août 1858, avec deux chancres primitifs indurés, en voie de progrès, à la partie superieure de la cuisse gauche.

Ils fournissaient une secretion qui, a l'examen microscopique, fut reconnue ne pas contenir de pus. Cette sécretion fut inoculee avec soin sur la cuisse de la malade. Le 29, cette même inoculation est repetee.

Le 5!, les inoculations n'ont pas donné de resultat. Les chancres, qui ont ete panses deux jours avec de la pommade a la sabine, ont maintenant une abondante secretion, manifestement purulente. La secretion de chaque ulcere est de nouveau inoculee sur plusieurs points, dans deux endroits separés, a la cuisse.

Le 2 septembre, les deux dernières inoculations ont produit une lesion qui a l'aspect d'une petite pustule commençante. On prend la sécrétion de l'une de ces pustules et on l'inocule dans deux ou trois points plus bas sur la cuisse.

Le 4, les inoculations du fluide d'inoculation faites le 2 septembre ont séché. Les inoculations faites le 31 août ont entièrement perdu leur caractère puriforme ; elles paraissent maintenant comme des taches aréolaires, laissant suinter une sécretion séreuse mêlée de squames épitheliales. Les chancres originaires commencent à guérir.

Le 11, les premieres inoculations sont en desquamation et offrent une teinte rouge clair. Les inoculations du fluide d'inoculation sont des boutons rouges qui perdent graduellemen leur couleur.

Le 17, les chancres sont cicatrisés ; les inoculations s'effacent et se desquammert.

Le 23, les inoculations du fluide d'inoculation sont encore visibles sous la forme d'ecailles brillantes, d'épithelium decoloré.

Le 25, il paraît une très-faible éruption secondaire ; les glandes de l'aine sont encore tuméfiées et dures.

Cette malade quitta l'hôpital le 4 octobre, mais elle y revint le 8. Les inoculations se reconnaissaient encore à des taches brunes, se fondant graduellement dans la coloration de la peau du voisinage. (Henry Lee, *the Lancet*, 13 octobre 1862.)

M. Rollet a répété ces expériences ; il a reproduit de fausses pustules, des pustules abortives tout à fait analogues à celles dont M. Lee vient de faire la description. Toutes ces pustules sont éphémères, et, sans parler de l'éruption générale de syphilides, la poudre de sabine, comme corps étranger, suffit pour expliquer leur durée, quelquefois un peu plus longue, mais tou-

jours moindre de quinze jours, survenue sans incubation. Ce n'est évidemment pas là le chancre induré.

La troisième observation de M. Lee rapportée dans
le même mémoire, porte sur un étudiant en médecine.

- OBSERVATION III.

Un étudiant en médecine prit, pour la première fois, une
maladie vénérienne en 1856. Aussitôt que son chancre ap-
parut, et avant qu'il ne devînt indure, il en inocula la sécrétion sur sa cuisse. Je le vis, dit M. Henry Lee, trois ou quatre
jours apres. Il y avait alors des signes d'irritation au point
inocule; ce point se convertit bientôt en un petit ulcère, dur,
ressemblant alors parfaitement à celui duquel on avait inoculé
la sécretion. Il parut d'abord à l'inoculation une petite quantité
de lymphe blanche; mais les deux ulceres restèrent subsé-
quemment sous la forme de petites indurations circulaires, et
fournirent à peine quelque secrétion de leur surface. (Henry
Lee, *the Lancet*, 15 septembre 1862.)

Dans cette observation trop laconique, il y a plusieurs questions à poser : L'étudiant dont il s'agit
a-t-il eu un chancre? A-t-il eu un chancre induré?
A-t-il eu la syphilis? Que s'est-il produit au point
piqué? Un chancre simple : il aurait fait plus de progrès ; un chancre induré : il n'en a pas l'incubation.
Combien de temps a été observé ce malade? Il n'en
est pas fait mention.

Sans la solution de ces questions, il ne nous est pas
permis de nous prononcer catégoriquement. Ce qui

nous semble le plus probable, c'est que nous avons
là une papule d'irritation. Cette interprétation nous
deviendra plus plausible par la lecture du fait suivant
de M. Diday. Ici l'observation est plus complète.

Observation (*de* M. DIDAY).

20 ans et demi, constitution moyenne, tempérament ner-
voso-lymphatique, n'a jamais eu de chancre ni de blennorrhagie; vu le 9 août 1862; dernier coït il y a vingt jours. Il y
a sept jours, a vu apparaître sur trois endroits (deux au reflet
median, un sur le bord gauche du filet), des rougeurs. Je
trouve aujourd'hui, 9 août, dans ces endroits des plaques
rouges à peine ulcérées; une seule, celle du filet, offre une
légère resistance parcheminée; il n'y a aucune inflammation.
Je l'inocule à la cuisse gauche en dehors. Pas d'adénopathie;
pansement avec la solution de nitrate d'argent 0,7/20. Revu
le 13 août, il y a adenopathie à gauche. Les ulcerations se sont
prononcées et sont toutes maintenant un peu indurees. Au
point inoculé, très-legère papule cuivrée, café au lait, comme
une tête d'epingle. Revu le 30 août, les trois ulceres sont un peu
plus indures, sans que cela dépasse le parcheminé pour ceux
situés dans le milieu du reflet, et l'engorgement en corde de violon
(re), mode habituel, pour l'induration des erosions chancrifor-
mes du bord du filet. L'adénopathie gauche, la seule qui existe,
a aussi un peu augmenté. La papule d'inoculation persiste, un
peu plus d'etendue; son centre offre une legère desquamation
blanche. (Je donne, pour donner quelque chose, des pilules
au camphre et à l'opium avec 1 gramme de bi-carbonate de
soude par jour.) Pansement avec la liqueur de Van-Swieten.

11 septembre, la papule occupe aujourd'hui une étendue de
5 millimètres; elle est le siege d'une desquamation blanche.

Je soulève le bord des écailles avec le bout d'une allumette, et je découvre une ulcération donnant issue à une goutte de sérosité un peu sanguinolente.

A ce moment, il n'y a aucun symptôme constitutionnel. La glande à gauche est la même, vraie pléiade indolente. (2 gram. de sulfite de magnésie par jour.)

Revu le 21. La papule est à peu pres la même ; elle tendrait plutôt à guérir, car, quoique de même largeur, elle est un peu pâle et a moins de desquamation. Il paraît sur l'abdomen six à huit papules ponctuées, qui ne datent certes que de deux ou cinq jours. Rien autre. Mon inoculation n'a ete qu'une très-large papule, accident secondaire précoce qui ne pouvait pas être très-ulcéré. Les chancres eux-mêmes (qui sont aujourd'hui guéris) ne l'ayant pas été, je ne continue rien que le sulfite. Revue le 5 octobre, la papule est toujours dans le même état, cuivrée et aussi large. Il n'y a aucun changement depuis la dernière fois. Dron la voit, reconnaît la nature indurée du chancre ; il n'y a aucun des symptômes généraux. (Il n'y a, ni habituellement ni actuellement, aucune éruption dartreuse, ni aux environs de cette grande papule, ni sur le reste du corps.)

Le résultat, M. Diday en convient lui-même, n'est pas un chancre induré. Il y a là, au lieu piqué, un petit noyau dur (papule ou tubercule) comme on en observe souvent à la suite des piqûres d'amphithéâtre. J'ai observé une lésion analogue à la suite de l'inoculation du pus d'un bubon fongueux non virulent. Qui dit chancre, dit ulcération. A-t-on jamais observé un chancre induré donnant en deux mois une goutte de sérosité sanguinolente ? L'auteur, croyant avoir dans ces faits des preuves expérimentales, cherche dans la vaccine des preuves par analogie.

Sur un enfant vacciné comme de coutume, quatre, cinq jours après l'opération, il prend sur la papule produite au lieu piqué, un peu de sérosité, l'inocule au même enfant, et reproduit une papule caractéristique ombiliquée. Cette nouvelle pustule, reconnue vaccinale, sert à vacciner un autre enfant, et le vaccin réussit.

Ces expériences sont au nombre de deux. Nous les admettons ; mais qu'en conclure ?

La vérole et la vaccine sont-elles en tout point semblables ?

Si la vaccine est éphémère dans son incubation, dans son évolution, la vérole n'est-elle pas une maladie grave, à incubation longue, à marche lente ?

Le sang dans la vérole est démontré contagieux ; il n'en est pas de même du sang dans la vaccine. M. Diday a échoué dans ses expériences de vaccination par le sang.

Si, après d'autres preuves directes, l'analogie est une forte présomption en faveur d'une théorie, avant, elle ne saurait rien prouver.

Les mêmes expériences, entre les mains de M. Berne, ont donné des résultats négatifs.

Ainsi, en revenant à l'expérimentation directe, nous ne trouvons pas une seule observation de chancre induré réinoculé avec succès au porteur. Ce n'est pour-

tant pas à nous à apporter des observations d'un fait
que nous nions ; il serait fastidieux d'énumérer des
observations, pour annoncer un résultat négatif.

Pourtant, voici quelques faits à l'appui de notre
thèse. Et d'abord, si l'on veut aller fouiller les premiers documents de l'expérimentation, le *Traité d'inoculation* de M. Ricord, on trouve : 1º un fait brut :
Parmi les chancres, les uns sont réinoculables, les
autres ne le sont pas ; 2º une interprétation : « Les
chancres non réinoculables étaient en voie de réparation. »

Le fait, nous l'admettons ; il est vrai. L'interprétation, nous la récusons ; elle est fausse. Oui, il y a des
chancres réinoculables et des chancres irréinoculables ;
mais la différence que présentent entre eux ces chancres
au point de vue de l'inoculation ne tient pas, comme
le pensait autrefois M. Ricord, à ce que les uns seraient
à une certaine période de leur développement et les
autres à une période différente : non ; elle tient au contraire à ce qu'ils sont de nature distincte, les uns réinoculables parce qu'ils sont une maladie locale, les autres
irréinoculables parce qu'ils sont, comme la vaccine et
la variole par exemple, une maladie d'emblée générale et non reproductible sur le sujet qui en est affecté.
Le chancre simple, en effet, maladie tout à fait locale, est tout entier, non-seulement dans le pus qu'il
sécrète, mais encore dans les globules purulents. Le
chancre induré, au contraire, manifestation de la ma-

ladie générale, ne présente pas de globules purulents
bien formés , le sérum exhalé à sa surface est contagieux comme le sang ; et si dans une maladie locale
(blennorrhagie et chancre simple), le globule purulent est nécessaire et favorable à la reproduction de la
lésion qu'il résume, il n'en est pas de même pour la
syphilis et la vaccine. Dans la vaccination, ne pré-
fère-t-on pas la sérosité au pus?

M. Ricord confondait alors les deux chancres. C'est
cette confusion qui se trahit dans les expériences de
H. Lee ; et quand M. Diday et M. Robert attachent
tant d'importance à l'âge du chancre, peut-être se
basent–ils moins sur l'observation que sur la parole
du maître, et nous venons de voir ce que vaut, dans
ce cas, le *magister dixit.* On y trouve aussi le dé-
pouillement d'une statistique d'inoculation de M. Moi-
rion , à l'hôpital militaire de Louvain en 1836 ; nous
n'emprunterons à cette statistique que ce qui a trait
aux inoculations d'accidents primitifs.

« *Ulcères primitifs.*—Des 85 cas d'ulcérations pri-
mitives, 53 ont fourni des chancres par l'inoculation.
La nature syphilitique de ces derniers a été constatée
par une contre-épreuve, c'est-à-dire que le pus pris
à leur surface en a produit d'autres de même nature ;
ceux-ci, inoculés à leur tour, ont donné lieu à des
ulcères de troisième génération, et ainsi de suite,
jusqu'à ce que les propriétés spécifiques de la molécule

chancreuse aient été, ou détruites par des moyens chimiques, ou épuisées par la marche naturelle du chancre arrivé à sa période de réparation. Tant que le chancre s'est montré dans la période de progrès, le pus a été inoculable.

» L'inoculation bien faite, et dans les circonstances indiquées, m'a toujours réussi; *jamais un chancre dont l'inoculation avait été infructueuse au début n'a pu être inoculé dans des expériences ultérieures.*

» Lorsque l'inoculation réussit, elle donne lieu à la formation d'une pustule ecthymateuse dont la marche et le résultat ont toujours été les mêmes.

» 32 cas d'ulcérations ont été vainement inoculés *aux différentes époques de leur existence.* Dans tous les cas, la piqûre a été suivie, au bout d'un temps plus ou moins long, d'une légère aréole inflammatoire, au centre de laquelle on voyait la petite plaie produite par la lancette. Ces symptômes n'étaient jamais de longue durée et disparaissaient ordinairement en moins de vingt-quatre heures. Quelquefois j'ai remarqué un petit soulèvement de l'épiderme, qu'un œil peu exercé aurait pu confondre avec la pustule primitive du chancre; cette erreur d'ailleurs serait bientôt rectifiée, car ce soulèvement de l'épiderme ne tarde pas à s'affaisser. Tout rentre dans l'état naturel, et l'inoculation ne laisse aucune trace après elle.»

Nous trouvons dans cette statistique, comme dans les nôtres, comme dans toutes, des chancres réinoculables et des chancres non réinoculables ; nous y trouvons une remarque importante qui vient confirmer notre interprétation, en renversant l'ancienne hypothèse de M. Ricord: des chancres n'ont pu être réinoculés aux différentes époques de leur existence, et ces chancres sont aux ulcères primitifs dans la proportion de 32 sur 85, ou 2 sur 5. N'est-ce pas là la proportion des chancres indurés aux ulcères primitifs ? Et n'est-il pas curieux de voir une vérité d'hier confirmée par des observations déjà anciennes, et cela avec une telle précision qu'on pourrait, si le texte n'était pas là, s'étonner d'une si remarquable concordance? Et cependant, pourquoi s'étonnerait-on ? L'expérimentation et la lancette ne doivent-elles pas être univoques pour tous les expérimentateurs de tous les temps et de tous les pays? Quand, en apparence, il y a contradiction, la contradiction est dans l'interprétation de celui qui y a recours ; pour les syphilisateurs, par exemple, la fausseté de l'interprétation repose sur la confusion du chancre simple et du chancre induré, et cette erreur est si grossière, que la pratique de la syphilisation en Suède a converti au dualisme de chauds prosélytes de l'unité, et partant de la syphilisation. Ils ont vu que, dans cette pratique, la source et le résultat étaient un chancre simple ; répétant ensuite sur l'homme sain ces expériences d'inoculations de chancres simples, ils ont obtenu les résultats prévus, les chancres simples, et jamais la syphilis.

Nous citerons parmi eux, MM. Lindwurm (de Munich), Sigmund (de Vienne), professant tous deux, comme loi absolue, l'irréinoculabilité du chancre induré sur le porteur et sur tout sujet syphilitique. Nous citerons aussi Bærensprung, l'éminent professeur de Berlin.

Frappé du fait que le chancre simple ne donne jamais la syphilis, il cherchait des chancres indurés réinoculables au porteur ; il a toujours échoué, il a toujours eu un résultat négatif sur des personnes atteintes d'accidents secondaires, tertiaires ou guéries de la syphilis.

Bærensprung *cherchait* un résultat positif ; car, en face de ce résultat négatif constant, l'existence de la vérole était pour lui une énigme, et, nous l'avons vu, jamais la lancette n'a parlé au gré de ses désirs.

Ce n'est qu'alors qu'il se demande si le chancre induré n'est jamais inoculable ; il inocule sur l'homme sain, etc. (Nous renvoyons à l'observation déjà citée.)

M. Rollet n'a jamais trouvé de chancre induré réinoculable au porteur ni à aucun sujet syphilitique.

MM. Laroyenne et Basset citent des expériences assez nombreuses, soit sur le porteur, soit sur des syphilis de tout âge ; toujours et partout, résultat négatif.

Dans mon semestre de l'Antiquaille, j'ai aussi, par le sujet même de ma thèse, *cherché* des chancres indurés réinoculables. Deux fois j'ai pu me mettre

dans des conditions d'expérimentation exceptionnellement favorables. Et voici comment :

PREMIÈRE OBSERVATION.

Salle Saint-Jean n° 10. Un malade, vierge d'antécédents
syphilitiques et veneriens, entre le 7 août 1862.

Il est atteint, depuis trois semaines, d'une blennorrhagie survenue huit jours après le coit (pas de coit anterieur depuis
vingt-cinq jours). Le pus blennorrhagique est cremeux ; les
lèvres du meat, un peu tumefiées, offrent une legere rougeur
inflammatoire. Le lendemain, je remarque au point ou siégeait
la rougeur inflammatoire, une couleur plus pâle, un peu cui-
vree ; pas d'induration ; l'épiderme est intact ; en regardant de
près, il est un peu plissé. J'introduisis dans un de ces plis la
pointe d'une lancette (je ne suis pas certain d'avoir recueilli
quelque chose) ; j'inocule à la cuisse gauche. Le surlendemain
10 août, induration peu marquee. Il s'est formé sur la première piqûre une petite croûte mince ; je souleve, j'inocule à
la cuisse gauche une goutte de sérosité. Enfin, cinq jours
après, desquamation sur tout le pourtour du méat ; au-dessous des squames épidermiques, exulcération tres-superficielle,
couleur livide, serosité peu abondante inoculée à la cuisse
droite (plus tard large ulcération, syphilide, etc.).

Les trois piqûres d'inoculation ont donne un résultat négatif
jusqu'au jour de sa sortie, deux mois apres, 2 octobre 1862.

DEUXIÈME OBSERVATION.

La deuxième observation porte sur un malade atteint d'un chancre induré de l'œil.

Entré salle Saint-Michel n° 5, le 28 juin 1862.

Il croit avoir un orgelet. On remarque à l'angle interne de l'œil droit un tubercule rouge, dur; l'épiderme, fendille au sommet sur le point central, ne s'etait pas encore desquammé. Je le souleve, j'exprime entre les doigts; j'inocule un peu de sérosité au bras droit; cinq jours apres, sous la croûte, exulcération centrale, couleur chair jambon; inoculation au-dessous de la precedente.

Consecutivement le malade a présenté une lymphite indurée de la paupière superieure, une adénite retro-maxillaire tres-volumineuse, une syphilide acneiforme.

Rien aux points piqués. — Rentré plus tard dans le service pour des plaques muqueuses, il n'etait rien survenu.

Ainsi, *jamais* le chancre induré n'est inoculable au porteur. L'est-il aux sujets syphilitiques? Cette dernière question, peu importante pour le sujet qui nous occupe, nous paraît suffisamment démontrée par les expériences de MM. Fournier, Laroyenne, Lindwurm, Bærensprung sur des syphilitiques *à toutes les périodes*, plus de dix ans après le début. La vaste expérience de M. Ricord vient ici à notre appui. Les diathèses, dit-il, ne se doublent pas.

Ceux donc qui citent des observations de vérole double ne devront rien négliger pour étayer le diagnostic. Ils ne devront pas se contenter des signes cliniques, mais demander à la lancette, pour chacun des chancres, la certitude scientifique du diagnostic. Sans cette précaution, dont nous venons de démontrer la nécessité, l'observation serait toujours attaquable.

Qu'il y ait ou non des cas de vérole récidivée, il reste une loi : « Le chancre induré n'est jamais réinoculable au porteur » ; il reste aussi une règle : « il ne l'est pas non plus aux sujets syphilitiques ». Cette dernière règle est aussi vraie pour la syphilis que pour les autres maladies virulentes : la variole et la vaccine.

Il y a un cas d'exception apparente. Le chancre induré est quelquefois réinoculable, et dans ce cas ce n'est pas un chancre induré qui est reproduit, mais un chancre simple. Ce chancre induré réinoculable, nous le verrons plus loin, est précisément le chancre mixte, principal objet de ce travail.

Preuves cliniques.

L'observation clinique est l'observation directe du malade par le médecin.

Le premier se présente à l'observateur à une certaine phase de sa maladie, raconte ses antécédents, ses commémoratifs, ses douleurs; le médecin le croit, doit le croire, et constate l'état objectif du malade.

Dans cet exposé des faits, on voit quelle part énorme est laissée au malade. Son ignorance, l'exagération de ses craintes, et plus souvent l'insouciance de sa santé, sa susceptibilité plus ou moins vive qui lui fait exagérer ou atténuer ses douleurs, sont autant de causes qui peuvent induire en erreur. Dans les maladies vénériennes, la pudeur ou la fréquence des rapports avec des femmes différentes, viennent ajouter aux difficultés. Ce qui le prouve, c'est l'impossibilité où l'on est si souvent de faire des confrontations dont le malade aurait lieu d'être humilié.

Quoi qu'il en soit de ces inconvénients, qu'on ne saurait nier, l'observation clinique constitue une méthode précieuse : c'est la plus usitée, la plus utile; c'est vers elle que convergent tous nos moyens d'études.

Pour l'appliquer aux maladies vénériennes, nous suivrons la même règle que pour toutes les autres maladies ; nous les étudierons isolément.

Individualité de la blennorrhagie.

PREUVES CLINIQUES.

Cliniquement, la blennorrhagie est une inflammation catarrhale de certaines muqueuses à muco-pus contagieux. Prenons pour exemple la blennorrhagie urétrale de l'homme.

De deux à huit jours après le coït, rarement plus tôt, souvent plus tard, le malade accuse un chatouillement souvent voluptueux dans le canal ; les lèvres du canal se collent, puis la pression fait sortir une goutte de pus. L'écoulement, la douleur, soit dans la miction, soit dans l'érection, augmentent jusqu'au deuxième septénaire. A partir de cette époque, l'acuité des symptômes diminue, la blennorrhagie passe à l'état sub-aigu, puis à l'état chronique, pouvant ainsi durer des mois et des années. Une blennorrhagie antérieure est loin de préserver des blennorrhagies consécutives.

Cette blennorrhagie peut se compliquer par sympathie ou par continuité de tissus :

1° D'adénite inflammatoire uni ou bilatérale ; cette adénite peut devenir fongueuse, chez un sujet scrofuleux ;

2° D'épididymite uni ou bilatérale pouvant amener l'infécondité ;

3° De cystite hémorrhagique du col de la vessie, dont le remède héroïque est la potion Chopard ;

4° De prostatite;

5° De rhumatisme blennorrhagique , lequel est suivi, environ une fois sur dix , d'iritis blennorrhagique, comme l'a démontré M. Rollet ;

6° De rétrécissements, qui accompagnent souven les blennorrhées. Le muco-pus de la blennorrhagie urétrale déposé n'importe comment sur la surface des muqueuses oculaire, nasale, anale, du porteur ou d'un autre individu, sur les muqueuses vaginale, urétrale de la femme, reproduit une inflammation blennorrhagique de ces muqueuses. La clinique ne constate et ne démontre que trop souvent cette contagion, que la lancette ne peut produire en insérant le pus sous l'épiderme. L'effet de la contagion étant local, comme celui du chancre simple, l'agent de la contagion est dit *contagium*, pour le distinguer du virus qui infecte toute l'économie.

Nous venons d'énumérer, plutôt que de décrire, les symptômes de la blennorrhagie simple, limitée à l'urètre de l'homme : il est impossible de voir là une maladie générale, qui ne se présente jamais à sa suite. Les complications prochaines ou consécutives ne sont pas nécessaires, fatales, comme dans les maladies virulentes ; elles sont individuelles, accidentelles ; elles sont inflammatoires, justiciables, comme la blennorrhagie, d'un traitement local antiphlogistique. Le cubèbe et le copahu ne font qu'en apparence exception à cette règle.

Il en est de même des accidents provenant de la contagiosité du pus sur l'œil ou les autres muqueuses du porteur de la blennorrhagie. Une réinfection ne pourrait avoir lieu pendant la manifestation de l'infection, si cette infection était déjà générale.

La blennorrhagie n'a avec les chancres que des rapports lointains ; comme eux elle est contagieuse ; cliniquement, son caractère non ulcéreux suffit pour l'éliminer. Nous n'y reviendrons pas.

Individualité du chancre simple.

PREUVES CLINIQUES.

Sur un malade atteint de chancre simple, on a rarement l'occasion de constater le début du mal, la

pustule initiale, que le malade décrit dans les commémoratifs sous le nom de bouton blanc ; quelquefois son ongle produit par le grattage une inoculation
analogue à celle de la lancette, et alors on assiste au
début, à la pustule ecthymateuse, et bientôt on arrive
à la période de progrès. On constate alors, dans les
deux cas, un ulcère caractérisé par ses bords taillés
à pic, décollés, anfractueux, son fond blanchâtre suppurant abondamment, ulcère identique à celui qu'on
obtient artificiellement. Il est d'ordinaire multiple,
siège à la verge ; assez rare à la tête, pour avoir été
nié par M. Ricord dans cette région. Si on l'abandonne
à lui-même, on voit souvent, à une époque variable,
survenir à l'aine, au ganglion où aboutissent les lymphatiques de l'ulcère chancreux, un bubon (bubon
chancreux, bubon d'absorption). Il est caractérisé par
la rapidité de la suppuration, par la coloration noirâtre
particulière du pus qui s'en écoule.

Ce bubon n'est qu'un chancre ganglionnaire ; les
bords de l'ouverture naturelle ou artificielle s'inocu-
lent, deviennent chancreux, pultacés, décollés, déchiquetés. Le pus aussi est chancreux, inoculable comme
le pus chancreux, reproduisant comme lui un chancre
simple, identique.

On peut quelquefois suivre la migration du pus
chancreux, du chancre au ganglion. Sa présence se
révèle par une lymphite, lymphite ulcéreuse non indurée, dessinant exactement le trajet des vaisseaux

lymphatiques. Mais le bubon ne suit pas toujours le chancre; bien que coexistant avec un chancre, il peut être inflammatoire ou sympathique, et chez les sujets scrofuleux il peut devenir fongueux. Quoi qu'il en soit, d'ordinaire un seul ganglion est pris. Là s'arrête la scène morbide.

Chez certains sujets débilités, le chancre peut se compliquer de phagédénisme. Cette complication ne tient pas à la nature du virus. Le pus d'un chancre phagédénique, inoculé sur un individu sain, donne, règle générale, un résultat négatif ou reproduit un chancre simple, non phagédénique. Les confrontations n'ont jamais enregistré la transmission du phagédénisme d'un individu à l'autre ; la complication phagédénique tient à la débilitation de l'individu. Il est à une constitution détériorée ce que la complication fongueuse est dans les adénites chez les sujets scrofuleux. Le phagédénisme cède à une seule application bien faite du cautère actuel, surtout si l'on fait intervenir la médication tonique. Si, pour la blennorrhagie, le traitement peut se résumer en un mot : *antiphlogistique*, un mot aussi résume bien mieux le traitement du chancre simple : *cautérisation*. Il faut le *détruire*, et ce qui réussit le mieux, c'est la cautérisation *destructive* profonde. L'expérience clinique a appris que parmi les caustiques c'est le Canquoin, le chlorure de zinc solide, qui réussit le mieux, qui réussit toujours après une application d'une heure ; que s'il n'est pas appli-

càble, on aura recours à la solution de nitrate d'argent
1/30, comme dans le bubon.

Individualité du chancre induré.

PREUVES CLINIQUES.

Le clinicien ne peut souvent noter d'une façon précise la période d'incubation du chancre induré. Le
malade, d'ordinaire peu attentif, ne laisse d'ailleurs
pas souvent entre ses coïts l'intervalle de temps nécessaire à l'incubation. Il est des cas, pourtant, où
la constatation est facile : je me rappelle entre autres
un malade de seize ans, couché au n° 11 de Saint-
Bonaventure, qui n'avait eu qu'une fois un rapport
sexuel, et qui n'eut son chancre que trente-deux jours
après le coït. Ce cas paraît suffisamment probant. La
papule initiale passe aussi souvent inaperçue pour le
malade, et le médecin est consulté plus tard. Il m'a
été donné d'assister deux fois à son évolution : d'abord
chez un malade salle Saint-Michel n° 5. La papule
siégeait à l'angle interne de l'œil ; le malade croyait
avoir un orgelet. — La seconde fois, chez un malade
salle Saint-Jean n° 10, entré le 7 août 1862 pour une
blennorrhagie de trois semaines, survenue huit jours
après le coït, ce qui porte l'incubation à environ vingt-
huit jours. Il y avait dans les deux cas une papule
indurée à la base ; cinq jours après, dans les deux cas,
exulcération superficielle, comme si l'épiderme seul

avait été enlevé par la vésication. Le fond se raccordant avec les bords était couleur chair de jambon. En même temps, adénite multiple, double, indolente; pour le chancre céphalique, l'adénite était, comme elle est d'ordinaire dans ces cas, très volumineuse.

Le siége du chancre induré est, on le voit, très-variable ; on le rencontre partout, au mamelon des nourrices, sur le bras des vaccinés[1]. A la face seule, on le rencontre 4 p. 0/0 dans les statistiques de Fournier, 9 p. 0/0 d'après la statistique de mon semestre à l'Antiquaille. Quelque soit le siége, il est d'ordinaire solitaire ; s'il y en a plusieurs, ils sont contemporains.

Sa *forme* est régulière, arrondie ou oblongue, mais toujours *symétrique*, dans le sens géométrique du mot, c'est-à-dire divisible en deux parties exactement superposables. (Nous avons cru trouver une exception à cette règle, dans un cas où il y avait en réalité juxtaposition de deux chancres empiétant l'un sur l'autre.)

Lorsqu'on examine le chancre sans lavage préalable, sa physionomie est souvent masquée par une pellicule couenneuse blanchâtre, ou par une croûte noirâtre, mince et adhérente ; mais si l'on déterge sa surface avec de la charpie sèche, on est frappé de sa coloration. Cette coloration a été très-bien étudiée par Carmichaël, dans un passage que nous tradui-

---

[1] Thèse de M. Viennois.

sons : « Quand le chancre, dit-il, siége sur le corps de la verge, sa couleur est livide et sombre, et dans ce cas l'induration, quoique perceptible au toucher, n'est pas aussi marquée que dans le chancre décrit par Hunter. Si l'on emploie le mercure, l'ulcère prend bientôt l'aspect d'une plaie vive ; si l'on n'a pas recours à ce médicament, on voit tous les trois ou quatre jours sa couleur alterner : de livide, sa surface devient sombre, couleur de tan (*brown or tawny*). » Il cite à l'appui de ses remarques une observation où l'état du chancre est noté le quatrième, le sixième, le neuvième, le onzième et le dix-septième jour.

Et plus loin : « La coloration livide, sombre de ce chancre, quand elle est plus prononcée, peut lui donner un peu l'aspect du chancre mou et occasionner une méprise ; mais dans ce cas, outre l'aspect des bords, et du fond qui n'existe pas dans le chancre mou, un examen plus attentif montrera que la surface du chancre, bien que sombre, ne présente pas cet état particulier de boue ou de mortification. Ses progrès sont lents, et dans le diagnostic différentiel qui nous occupe, c'est un signe remarquable. S'il persiste quelques doutes, un délai de peu de jours éclairera la vraie nature de l'ulcère. Si c'est un *vrai chancre*, au bout de trois ou quatre jours il reprendra sa couleur de tan dont nous avons parlé ; si c'est un chancre mou, les caractères d'où il tire son nom seront plus prononcés. »

Telle est la description de la coloration du chancre induré , d'après Carmichaël. On voit par là l'importance qui y était attachée avant qu'on eût recours à l'inoculation comme critérium du diagnostic.

Ajoutons que souvent il est irisé, en cocarde à teinte plus blanchâtre au centre. Cette tache centrale est entourée par une zone rougeâtre , laquelle est bordée d'un filet plus pâle, couleur laiton, qui limite le chancre à sa périphérie.

D'autres fois sa surface présente un pointillé hémorhagique, ou bien une couleur lie de vin uniforme, surtout lorsque le chancre siége sur le corps du pénis ; on dirait alors un coup d'ongle, une égratignure.

Outre les signes que présente *de visu* le chancre induré, il en est un autre que révèle le toucher : c'est la callosité de Jean de Vigo, de Jean-Louis Petit ; c'est l'induration de Hunter. Celui-ci s'exprime ainsi : « Le chancre infectant est quelquefois excavé, sans granulation, avec sécrétion adhérente à sa surface ; la base et les bords sont indurés ; cette dureté ou cette induration est très-circonscrite ; elle n'est pas graduellement et imperceptiblement diffuse dans les parties environnantes, mais elle se termine plutôt abruptement à pic. » (Traduction littérale.)

Nous ajouterons qu'elle est *élastique*, caractère qui aide à la différencier de la dureté inflammatoire ou artificielle produite par des cautérisations ou une irritation locale.

Le chancre étant une manifestation de l'infection générale, son retentissement à l'aine révèle la maladie générale. Tous les ganglions sont pris ; ils forment la pléiade bilatérale, indolente et indurée, comme le chancre primitif.

En moyenne, cinquante jours après, on voit apparaître une éruption générale plus ou moins profonde (érythémateuse, papuleuse, pustuleuse, squameuse); la polymorphie des syphilides, la forme arrondie de leurs groupes, l'absence de prurit, leur coloration particulière, sont les principaux signes qui les feront distinguer des maladies communes de la peau.

Cette éruption générale amène au cuir chevelu l'alopécie, sur les muqueuses buccales, ano-génitales et à leur pourtour, des plaques opalines, des plaques, des papules et des tubercules muqueux, suivant que la syphilide est elle-même plus profonde.

A la syphilis secondaire peut s'arrêter l'évolution de la maladie, surtout si un traitement bien entendu intervient à temps ; ses autres phases ne peuvent être astreintes à des règles précises, à des dates fixées d'avance ; l'idiosyncrasie du sujet, sa négligence du traitement et de l'hygiène, expliquent d'ordinaire au clinicien attentif des accidents plus tardifs et plus graves. Là aussi, la vérole est déjà confirmée ; nous pouvons dès à présent résumer dans un tableau synoptique les signes différentiels de ces deux chancres.

Diagnostic différentiel des deux chancres.

CHANCRE SIMPLE.	CHANCRE INDURÉ
Incubation.	
Pour le chancre simple, pas d'incubation.	Pour le chancre induré, incubation longue de 25 jours.
Début, forme initiale.	
Pustuleux.	Papuleux.
Nombre, siége.	
Multiple, siegeant à la sphère ano-genitale.	Solitaire, pouvant sieger partout.
Forme, configuration.	
D'abord régulier comme la pustule, puis anguleux, festonné.	Le chancre induré est arrondi, régulier, symetrique.
Aspect.	
Le fond du chancre simple est pultacé, blanchâtre, recouvert de suppuration abondante, bourgeonnant.	Le fond du chancre induré est ecchymotique, livide, irisé ou pointillé, lisse, sans bourgeons.
Ses bords sont à pic décolles, anfractueux.	Ses bords sont de niveau avec le fond en pente douce.
Toucher.	
Souplesse des bords et du fond, jamais d'induration.	Induration caractéristique, elastique.

CHANCRE SIMPLE.	CHANCRE INDURÉ.

A la lancette.

Le chancre simple est indé-finiment réinoculable	Le chancre induré n'est jamais réauto-inoculable.

Signes consécutifs.

Bubon chancreux.	Syphilis générale.

Nous venons de voir successivement l'histoire, l'expérimentation, la clinique, tous nos moyens d'étude en un mot, apporter chacun leur contingent pour éclairer le dogme fondamental de la pluralité. Aussi les esprits d'élite de toutes les nations, les spécialistes les plus compétents, se sont empressés de l'admettre. Née d'hier, cette doctrine compte de brillants et nombreux partisans, non-seulement en France, mais à l'étranger. Nous citerons seulement : MM. Pellizari (de Florence), Lindwurm (de Munich), le professeur Bærensprung (de Berlin), Sigmund, le célèbre professeur de Vienne, etc.

CHAPITRE II

SIMULTANÉITÉ DES MALADIES VÉNÉRIENNES.

Dans le chapitre précédent, nous avons, dans l'étude de l'histoire, de la clinique et de l'expérimentation des maladies vénériennes, restreint à dessein nos recherches aux maladies observées isolément. Nous sommes arrivé à constater ce résultat : deux sont locales, sujettes à récidive; une seule, la vérole, est générale, et on ne l'observe qu'une fois chez le même individu. Elle procède toujours, quelle que soit sa source, du chancre induré, son premier symptôme, son exorde obligé.

Cet état d'isolement que nous avons choisi se trouve être, d'après les statistiques, la règle générale. Sur un relevé de plus de deux mille observations de maladies vénériennes, on les observe isolément 90 fois sur 100. Dans ces cas, tous les cliniciens sont d'accord ; mais il reste 10 cas sur 100 où le malade présente à la fois plusieurs ou toutes les maladies vénériennes réunies. Ces cas exceptionnels, en apparence obscurs, ont été la source d'arguments spécieux pour les partisans de l'unité.

De la coexistence de la vérole et de la blennorrhagie, ils ont conclu à l'identité des deux maladies, créé le mot *blennorrhagie syphilitique*. De la coexistence des deux chancres est née la confusion qui a amené la singulière hérésie de la *syphilisation*. Nous allons essayer de prouver que, même dans ces cas, la confusion n'est que dans l'esprit du médecin, que sur le malade il y a simplement juxtaposition des maladies, et que même les cas les plus rares, les plus complexes, rentrent naturellement dans les lois énoncées ci-dessus.

En effet, si la vérole ne constitue pas un privilège, elle ne constitue pas non plus une immunité pour les autres maladies vénériennes.

Si donc, au lieu de suivre la marche naturelle de l'accident primitif aux accidents ultérieurs, on suit la marche inverse, et qu'on interroge un vérolé à une période plus ou moins éloignée du début de la maladie, on pourra trouver dans ses antécédents une ou toutes les autres maladies vénériennes, blennorrhagie et chancre simple.

Une des maladies locales n'est pas non plus un préservatif de la vérole. On comprend donc, par l'observation directe, la possibilité de cette coexistence. L'analogie confirme encore cette manière de voir. Ne voit-on pas coexister le favus et la teigne tonsurante, la gale et le favus, la gale et la teigne, la gale et les maladies vénériennes, le pityriasis versicolor et la teigne tonsurante?

Le favus appelé favus épidermique n'est-il pas une forme mixte où l'on trouve à la fois sur la même surface l'achorion et le trychophyton? Nous avons eu l'occasion de les constater une fois à l'aide du microscope; et si l'on interroge les malades sur le mode de contagion, on ne l'explique le plus souvent que par un contact fortuit et accidentel. Eh bien! comment imaginer un contact plus intime, plus complet que celui qui a lieu dans l'acte vénérien, contact fréquent, qui a une raison physiologique universelle. la reproduction de l'espèce? Même, pour peu qu'on y réfléchisse, étant donné le caractère contagieux d'une maladie, on arrive à se demander pourquoi toutes les maladies contagieuses ne sont pas vénériennes? Ce qui s'explique par des conditions exceptionnelles, exceptionnellement défavorables pour chacune d'elles.

La gale, en effet, est souvent dite vénérienne, bien que l'acarus ne puisse vivre sur la muqueuse vaginale, par cette seule raison que les conditions de contagion sont plus favorables pendant le coït.

Le virus vaccin, mélangé avec le sang syphilitique ou artificiellement avec du pus de chancre simple, reproduit dans les deux cas, soit dans le premier cas un chancre vaccino-syphilitique, soit dans le second cas un chancroïde vaccinal. On a pu observer alors la

coexistence sur une même surface, l'incubation et l'évolution différentes de chacun des deux chancres mélangé
à l'humeur vaccinale.

Ainsi, l'observation directe et l'analogie nous forcent
à admettre la possibilité de la coexistence des maladies
vénériennes. Mais, pour en comprendre la nécessité,
il faut examiner le coït, non pas dans le mariage (les
infractions à ses lois sont rarement punies d'une quelconque des maladies vénériennes, même isolée); il faut
descendre au plus bas étage de la société, dans ces
bouges infects, rendez-vous habituels de l'ivrognerie
et de toute espèce de débauches. Là on voit des malheu-
reuses réduites à se vendre pour une obole, et for-
cées de suppléer par le nombre des offrants à l'exi-
guïté de chaque offrande. La brutalité de l'un, la
négligence de l'autre, la malpropreté de tous deux,
suffisent largement pour expliquer la fréquence des
contagions. La blennorrhagie, le chancre simple, la
syphilis, successivement déposés, peuvent et doivent
même être récoltés du même coup par les derniers vi-
siteurs.

Et ceci n'est point de la théorie; la clinique des
hôpitaux constate souvent chez l'homme et chez la
femme ces coexistences sur les mêmes individus.

Souvent aussi la gale et la vermine viennent faire
image vivante dans le tableau. Quand on réfléchit à
cette promiscuité professionnelle de la femme, on
comprend tellement la coexistence naturelle des ma-

ladies, qu'il semble que l'art doive être impuissant à la réaliser et à la reproduire.

Quelles que soient ces coexistences, on peut les résumer en quatre groupes :

1° { Blennorrhagie.
Chancre simple.

2° { Blennorrhagie.
Syphilis.

3° { Chancre simple.
Blennorrhagie.
Syphilis.

4° { Chancre simple.
Syphilis.

} Tous les cas possibles rentrent dans ce cadre.

A. Blennorrhagie et chancre simple.

Ce cas de coexistence est le plus fréquent, le nombre absolu de chacune des maladies étant lui-même le plus considérable. Les chancres siégent ordinairement à la rainure ou sur le frein, quelquefois au méat.

Si on mélange sur une lancette le pus de la blennorrhagie et celui du chancre simple, et qu'on pratique l'inoculation, on obtient la pustule caractéristique du chancre simple. Donc, le mélange des deux pus ne détruit pas l'inoculabilité. L'existence des chancres simples larvés a été démontrée par l'anatomie pathologique. (Ricord ; *Traité de l'inoculation.*)

Nous n'avons jamais eu l'occasion d'en constater pendant un séjour de six mois à l'Antiquaille, dans un service de cent-trente malades. Nous avons toujours pu découvrir le chancre. La lancette viendrait trancher la question, qu'il y ait ou non phimosis.

La blennorrhagié donnant un résultat négatif à l'inoculation ; le chancre simple donnant toujours la pustule caractéristique ; le mélange des deux pus ne détruisant pas la propriété contagieuse du chancre simple, nous ne saurions trop recommander d'avoir recours à l'inoculation, dans le cas où le phimosis empêche l'exploration directe des parties.

B. BLENNORRHAGIE ET SYPHILIS.

1° Un sujet sain, dans des rapports avec une femme ayant des accidents primitifs ou secondaires, plus une blennorrhagie, peut contracter les deux maladies du même coup. Alors, ce qui frappe, c'est la différence d'incubation. La blennorrhagie apparaît dans le premier septénaire, le chancre induré dans le troisième. Le malade soumis au traitement de la blennorrhagie peut alors fournir au clinicien l'occasion d'observer le début papuleux du chancre.

2° Un sujet syphilitique peut être, comme un autre, atteint de blennorrhagie ; cela se voit tous les jours. Au moment où il contracte sa blennorrhagie, il peut être porteur d'accidents primitifs ou secondaires, ou bien la diathèse est à l'état latent, c'est-à-dire sans manifestation. Dans ces deux cas, chacune des maladies suivra sa marche habituelle. La blennorrhagie ne sera pas sensiblement modifiée par la diathèse. Il ne se rattache à ce cas de coexistence qu'une question de thérapeutique assez importante.

Le praticien devra être avare de cubèbe et de copahu, éviter de délabrer par là le tube digestif de son malade, ménageant l'intégrité de ces organes pour l'administration des spécifiques contre la maladie la plus grave des deux, la vérole. C'est là tout l'intérêt pratique de la question, en ne considérant que le malade lui-même.

En le considérant sous le rapport de la contagion dans les rapports sexuels, s'il est porteur d'accidents primitifs ou secondaires, comme ces accidents sont démontrés contagieux, pourra-t-il transmettre et la blennorrhagie et la vérole? Les malades qui ont contracté l'une et l'autre à la même source, dans un seul coït, sont là pour attester que le cas n'est pas rare.

Si le sujet syphilitique porteur de blennorrhagie sans accidents de syphilis apparents, coïte avec une femme saine, lui transmettra-t-il la vérole? Le sang étant contagieux, s'il a une hématurie dans le coït il pourrait y avoir transmission de la syphilis. Mais ceci est une subtilité théorique sans importance pratique. Le pus blennorrhagique pris chez un syphilitique et inoculé à la lancette, transmet-il la syphilis? *Non*; du moins l'expérience à toujours donné des résultats négatifs. (Thèse Basset, pag. 54, 15e inocul.)

J'ai moi-même renouvelé ces expériences. Un malade B...., salle Saint Augustin n° 7, avait été traité, il y a deux mois environ, pour une syphilis constitutionnelle. Il était actuellement sans manifestation syphilitique et porteur d'une blennorrhagie datant de quinze jours. Le pus était crémeux, bien lié. Je l'ai inoculé le 17 juillet à trois malades dont l'un, au n° 14, Saint-Bonaventure, était porteur d'une blennorrhagie sans antécédent syphilitique ; les deux autres, vierges d'antécédents syphilitiques et vénériens, étaient atteints de psoriasis. Les trois inoculations ont donné trois résultats négatifs, bien que les malades aient été observés pendant un temps plus long que la durée de l'incubation.

Donc le pus blennorrhagique et, en généralisant, les humeurs pathologiques d'un syphilitique, ne sont pas contagieuses ; la contagion n'a été démontrée que pour le sang.

Nous avons démontré ailleurs l'individualité de la blennorrhagie ; comment expliquer l'épithète de virulente, de syphilitique, donnée à la blennorrhagie par les partisans de l'unité ?

C'est qu'alors on a suivi une méthode irrationnelle. L'observateur, au lieu de suivre la marche naturelle de la maladie, qu'il aurait vue être toujours locale, a interrogé les antécédents du malade. Celui-ci a pu oublier le chancre syphilitique surtout, peu grave localement, partant peu douloureux, passant plus facilement inaperçu. Il n'en saurait être de même de la blennorrhagie, plus douloureuse.

M. Ricord récusait l'existence de la blennorrhagie syphilitique et invoquait le chancre larvé du canal, qu'il se flattait de reconnaître par l'inoculation; comme si chancre syphilitique et blennorrhagie inoculés au porteur ne se comportaient pas de même, et ne donnaient pas également à la lancette un résultat négatif!

L'existence du chancre larvé est un fait démontré, mais dont la fréquence a été exagérée par les uns, atténuée par les autres. On doit bien plus expliquer cette singulière hérésie, comme l'a fait M. Rollet, par le siége anormal du chancre syphilitique, qui peut siéger partout, au cuir chevelu, à l'ombilic, au doigt, à la face seule quatre fois et même neuf fois sur 100. Sans parler des chancres buccaux, j'ai eu l'occasion d'en observer un à la face interne de l'aile du nez, un autre à l'angle interne de l'œil; cette anomalie de siége est la conséquence de la contagion des accidents secondaires; la coexistence des deux maladies, qui peuvent toutes deux être prises à la même source, devait confirmer l'erreur.

Une observation plus attentive leur aurait démontré qu'un syphilitique atteint de blennorrhagie peut, dans certains cas, donner ce qu'il a : blennorrhagie et vérole; mais il y a loin de là à conclure à l'identité de nature de deux maladies si dissemblables.

5

La blennorrhagie n'est jamais syphilitique, il faut supprimer cette expression, qui résume une hérésie.

C. Blennorrhagie, syphilis et chancre simple.

Cette triple coïncidence n'offre aucun intérêt pratique ou théorique qui n'ait été mentionné. Nous réservons toutes nos réflexions sur la coexistence des deux chancres pour le chapitre suivant, où nous en traiterons spécialement.

Dans ce cas, ce qui frappe l'attention c'est la confirmation des lois ci-dessus énoncées pour l'incubation de chacune des maladies vénériennes. On voit d'abord, trois jours après le coït, apparaître le chancre simple, puis la blennorrhagie au bout de huit jours, puis environ trois semaines après le chancre induré, et enfin la syphilis constitutionnelle. Ces cas sont heureusement assez rares, et n'offrent pas de difficulté de diagnostic pour un œil exercé.

D. Chancre simple et syphilis.

La vérole n'est pas une maladie éphémère. Pendant sa longue évolution, un vérolé peut, comme un sujet sain, contracter un chancre simple, aussi bien qu'il peut contracter une blennorrhagie. Trois cas se présentent :

1° Syphilis latente ;

2° Syphilis secondaire ;

3º Syphilis primitive.

Premier cas de coexistence : chancre simple et syphilis latente.

Dans ce cas, le chancre simple, sur le malade en question, suivra sa marche habituelle, aura peut-être un peu de tendance au phagédénisme, et par la débilitation syphilitique, et par l'action du mercure s'il est employé. Mais ce malade, dans ses rapports sexuels, pourra transmettre la syphilis avec le chancre simple.

Ce fait de coexistence n'avait pas échappé à MM. Ricord, Clerc et Fournier. Ils avaient remarqué qu'un syphilitique ne peut avoir que des chancres simples. Cette remarque est vraie ; mais de ce que le malade pourrait dans un coït transmettre la syphilis, ils en ont conclu, ce qui est faux, que ce chancre était de nature syphilitique. Un chancre qui débute sans incubation par une pustule, un chancre à bords taillés à pic, à fond grisâtre, à suppuration abondante, un chancre à *base molle*, peut-il être un chancre induré? Deux mots, comme deux idées aussi dissemblables, répugnent de se trouver accollés comme identiques ; ils ne peuvent l'être que dans une hypothèse fausse et illogique.

C'est cette conclusion fausse et généralisée par M. Clerc, qui a enfanté son chancroïde, qui devrait nécessairement se transmettre comme espèce, comme chancre simple, et nous venons de voir que le chancroïde, c'est-à-dire le chancre simple des syphilitiques, même avec syphilis latente, peut donner la vérole.

2° Le syphilitique porteur d'accidents secondaires, plaques muqueuses au scrotum, à l'anus, peut contracter à la verge un chancre simple, qui suit sa marche naturelle, à peine modifiée par la diathèse. Les plaques muqueuses sont autant de solutions de continuité, autant de portes ouvertes ; elles peuvent s'inoculer et former autant de chancres simples, reconnaissables à leurs caractères, à leur forme, à leur aspect, auto-inoculables comme le premier chancre. Dans ce cas, le malade pourra transmettre, avec le chancre simple, la syphilis, parce que les accidents secondaires sont contagieux.

3° Le malade peut présenter à la fois un chancre simple, et l'accident primitif le chancre induré.

Les deux ulcérations peuvent siéger à des régions très-éloignées, ou dans la même région, ou bien sur la même surface.

Dans le premier cas, chacun des ulcères suivra sa marche isolée ; je n'ai jamais eu l'occasion d'observer un chancre induré de la lèvre et un chancre simple de la verge[1]. (Voir la dixième observation de Melchior

---

[1] Nous ferons remarquer ici que les trois observations que M. A. Martin rapporte dans sa thèse inaugurale, sous le titre de chancre mixte, sont des observations de double infection rentrant dans notre premier cas, si l'on veut dans le deuxième, mais non dans le troisième; c'est-à-dire qu'il n'y a pas une observation de chancre réellement mixte. Cette absence de faits explique en partie les restrictions de l'auteur.

Robert, *diagnostic* du chancre mixte.) M. Lindwurm dit avoir eu souvent l'occasion d'observer, chez les femmes, un chancre induré de la vulve et des chancres simples de l'anus. Dans ce cas, rien de particulier, seulement on peut croire les deux chancres de même nature. On prend le chancre induré, qui paraît plus tard, pour l'accident secondaire. Il suffit d'être prévenu de cette cause d'erreur pour l'éviter.

Les deux chancres peuvent siéger dans une même région, soit sur le prépuce, soit à la vulve. Si, dans ce cas, les surfaces sont convenablement isolées, protégées, tout se passera comme dans le cas précédent; sinon, et c'est le cas le plus fréquent, c'est la règle, le pus du chancre simple déposé sur la surface du chancre induré, modifie, comme on va le voir, son aspect : son fond devient fongueux, blanchâtre, bourgeonnant, recouvert d'une suppuration abondante ; ses bords deviennent taillés à pic et décollés, comme on le voit d'après l'observation suivante :

10 novembre 1862, Saint-Augustin n° 8. Masserini (César), photographe, âgé de 20 ans, né à Naples, n'a eu jusqu'à présent comme antécédent vénérien qu'une blennorrhagie l'année dernière, bien guérie depuis un an. Il raconte que depuis quinze jours, après des rapports avec une femme nommée Élise, il a vu apparaître sur le prépuce deux petits boutons blancs situés, l'un sur la face antérieure et supérieure du prépuce, l'autre à un centimètre au-dessous et à droite, et présentant des caractères très-différents.

Le chancre supérieur est souple, s'il en fut; il en a l'aspect (fond grisâtre, suppuration abondante, bords taillés à pic).

L'inférieur est irrégulier, anguleux, suppurant moins; son fond n'est pas bourgeonnant, il offre à la pression des doigts une *induration type, élastique*. L'adénite est bi-inguinale, indolente, indurée et assez volumineuse.

La longueur du prépuce nécessite la circoncision, qui a lieu le 11 novembre à dix heures du matin. Cette opération effraye le malade, qui quitte le service le lendemain. On lui prédit la syphilis constitutionnelle.

Pour confirmer le diagnostic de *mixte* porté par M. Rollet, je fis au bras gauche d'un syphilitique deux inoculations, une supérieure *A*, avec une lancette neuve chargée du pus du chancre diagnostiqué mixte; le pus fut récolte en râclant la surface de la pièce anatomique, une heure après l'amputation.

L'autre inférieure *B*, avec le pus pris sur le chancre simple. Les deux piqûres furent isolees et protégées.

Les deux inoculations, observees avec soin, présentèrent deux pustules recouvrant deux ulcérations reconnues comme chancres simples par MM. Rollet, Laroyenne et Diday. Elles ne furent cautérisées que le septième jour.

La parfaite analogie des pustules d'inoculation, leur caractère chancreux évident, suffisent pour démontrer que, sur l'une comme sur l'autre ulcération, il y avait du pus de chancre simple. Or, l'une d'elles, la supérieure, provient du chancre inférieur, lequel chancre a aussi tous les attributs du chancre induré.

Donc, ce chancre contient bien sur une même surface les deux éléments chancreux.

L'inoculation démontre l'existence du chancre simple.

La syphilis constitutionnelle consécutive démontra l'exactitude du diagnostic et du pronostic.

Sept mois après, en effet, le 8 juin 1863, nous avons revu M. César. Il nous raconta qu'il avait eu une éruption générale ; il avait encore des croûtes dans les cheveux, un peu d'alopécie, les ganglions cervicaux engorgés, des plaques muqueuses superficielles à la commissure des lèvres, de plus profondes sur le voile du palais.

Nous rapportons en détail les deux inoculations : la supérieure marquée *A, m*, l'inférieure *B, s*.

A. Inoculation du chancre mixte.	*B.* Inoculation du chancre simple.
Faite la première avec une lancette neuve chargee du pus du chancre mixte, une heure après l'operation. La lancette est introduite obliquement a la partie supérieure de l'avant-bras d'un syphilitique.	Faite la deuxième à la partie inférieure de l'avant-bras. Même lancette préalablement essuyée et chargée du pus du chancre simple. Inoculation moins oblique, moins douloureuse.

Dix heures après.

Rougeur dépassant un peu le niveau de la peau.	Le grattage a enlevé une croûte mince, la rougeur est moindre.

13 au matin, vingt-quatre heures après.

Vésico-pustule petite, mais distincte à l'œil nu; autour, aréole inflammatoire.	Érythème simple, moins de douleur et de picotement.

Trente-six heures après.

La pustule et la rougeur ont augmenté. .	Dépression au point piqué et écorché, croûte et aréole inflammatoire.

Trois jours après.

On enlève avec l'ongle la pustule et la croûte, et on trouve des deux côtés une ulceration petite, profonde, à emporte-piece. Les bords sont à pic, le fond rouge à l'œil, pultacé et blanc à la loupe.

17 novembre, cinq jours après.

L'ulcération a doublé de surface. Le fond est évidemment pultacé.	Même aspect, même forme. Les dimensions sont un peu moindres.

Ces inoculations ont été reconnues chancreuses et identiques par MM. Rollet, Diday, Laroyenne, Dron, Viennois. Suivies attentivement par mes collègues de l'Antiquaille et par moi, nous avons tous reconnu deux chancres simples identiques.

Le sujet réinoculé avait eu des accidents tertiaires, et n'a pas présenté de nouvelles manifestations syphilitiques.

Voici, d'après le relevé des observations que j'ai recueillies pendant mon semestre à l'Antiquaille, la fréquence relative des trois maladies vénériennes existant séparément ou simultanément.

TABLEAU DE STATISTIQUE.

Premier Tableau.

Malad. vénérien-
nes[1] 100
$\left\{\begin{array}{l}\text{Blennorrhagies.........} \quad 52 \\ \text{Chancres simples.......} \quad 27,5 \\ \text{Chancres indurés.......} \quad 20,5\end{array}\right\}$ p. %

Deuxième Tableau.

Malad. vénérien-
nes........ 100
$\left\{\begin{array}{l}\text{Maladies vénériennes exis-} \\ \quad\text{tant séparément.......} \quad 90 \\ \text{Maladies vénériennes co-} \\ \quad\text{existant............} \quad 10\end{array}\right\}$ p. %

Troisième Tableau.

Maladies vénér.
coexistant.
Chanc. simples. 100
$\left\{\begin{array}{l}\text{Chancres simples isolés..} \quad 87 \\ \quad\text{— avec blennorrhagie.} \quad 8 \\ \quad\text{— avec chancre induré.} \quad 5\end{array}\right\}$ p. %

Quatrième Tableau.

Maladies vénér.
coexistant.
Chanc. indurés. 100
$\left\{\begin{array}{l}\text{Chancres indurés isolés..} \quad 82,5 \\ \quad\text{— avec blennorrhagie.} \quad 11 \\ \quad\text{— avec chancre simple.} \quad 6,5\end{array}\right\}$ p. %

Pendant que les chiffres sont encore sous les yeux, nous ferons remarquer (Tableau 1) que la fréquence de la blennorrhagie est exprimée par un nombre plus grand que la somme des deux chancres, plus que double

---

[1] Dans ce Tableau, nous ne faisons figurer à dessein la syphilis que sous sa forme primitive du chancre induré.

du nombre des chancres indurés. Si donc la coexistence était dans tous les cas un fait fortuit, les nombres
exprimant la fréquence de ces coexistences devraient
être en proportion directe des nombres exprimant leur
fréquence à l'état isolé. Au quatrième Tableau, par
exemple, on devrait avoir un nombre plus grand que 13,
là où la statistique donne 11. Au troisième Tableau,
on devrait avoir un nombre supérieur à 10, et la statistique ne donne que 8. Donc les deux chancres
coexistent avec une fréquence beaucoup plus grande
que si le hasard seul présidait à leur coexistence. Si,
d'un autre côté, on réfléchit aux conditions exceptionnelles nécessaires à l'implantation des deux chancres sur une même surface, on verra là un argument
sérieux en faveur de l'existence du chancre mixte
comme *espèce*.

M. Jacquemet, professeur-agrégé et chef des Travaux anatomiques
de la Faculté de médecine de Montpellier, a bien voulu me faire part
d'un remarquable cas de *simultaneité*, où la confrontation a permis à
ce praticien expérimenté de suivre la filiation des diverses contagions.
   Un jeune homme le consulta d'abord (4 mai) pour une blennorrhagie
aigue, et revint 18 jours après avec un chancre induré de la fosse na-
viculaire. Les accidents de la syphilis secondaire apparurent 28 jours
plus tard. Le malade affirmait n'avoir affaire depuis longtemps qu'avec
la même femme. — Celle-ci, de mœurs moins réservées, offrit (26 mai) à
l'examen de confrontation: 1° des accidents syphilitiques secondaires, qui
évoluaient depuis un mois environ; 2° une vaginite assez intense; 3° un
chancre mou, qui perforait en forme de puits la fourchette périnéale.
   Cette femme faisait remonter à deux mois la rencontre *infectante*
avec un monsieur de Toulouse qui avait un *bouton écorché*, et à deux
semaines un rendez-vous avec un commis sur qui M. Jacquemet eut à
cautériser (28 mai) *plusieurs chancrelles*, dont la plus ancienne datait
d'un mois.

CHAPITRE III

---

§ 1.

HISTORIQUE DU CHANCRE MIXTE.

Le chancre mixte étant formé par la superposition des deux chancres, son existence ne peut pas remonter plus haut que l'apparition de la vérole et du chancre induré, en 1496. Dès le début, la vérole exista isolée, à l'état endémo-épidémique, sans bubon. Plus tard, la confusion faite par les observateurs amène la confusion dans leur description, et on ne peut y retrouver des observations de chancre mixte.

Cependant Carmichaël, le père de la pluralité, semble en avoir eu le pressentiment, dans la description qu'il donne du chancre élevé. « Cet ulcère primitif n'a pas, dit-il, la base indurée du chancre syphilitique, ni les bords à pic du chancre pustuleux, ni l'aspect particulier du chancre phagédénique. Le médecin n'a pas souvent l'occasion d'assister à son début; mais mon expérience, dit-il, m'a appris qu'il débute par une petite pustule, qui dure un ou deux jours. Elle siége sur la face externe du prépuce ou sur le corps de la verge. Il se forme aussi une croûte mince qui se détache bientôt, découvrant une ulcération *excavée*, ronde ou ovale, entourée d'une rougeur. C'est dans le cours du second septénaire que le fond de l'ulcère se remplit et s'élève au-dessus du niveau de la peau. La surface est unie ; sa couleur est celle d'une plaie simple, sans granulations ; elle offre quelquefois une apparence fongueuse ; c'est, dit-il (*a natural link*), un trait d'union naturel entre le chancre simple, chancre de Galien, et l'ulcère phagédénique. Il est suivi d'accidents secondaires et même tertiaires. On trouve mentionnée, dans l'observation xi, une nodosité sur le tibia droit. »

Ces observations n'ont pas la certitude qu'entraînent les succès de l'inoculation, mais on y retrouve bien décrit le début pustuleux du chancre simple, lequel au deuxième septénaire se double de l'induration, s'élève, présente au toucher et à la vue les signes du chancre induré, est suivi comme lui d'accidents constitutionnels.

Dans son ouvrage, Carmichaël admet quatre variétés de chancres : le papuleux, le pustuleux, le phagédénique et le syphilitique. Si l'on supprime le phagédénique, qui est une complication et non une espèce, il en reste trois : le chancre simple de Galien, le chancre syphilitique de Hunter, et le troisième, à bords élevés, qui serait notre chancre mixte.

M. Ricord, dans les différentes variétés que peut présenter le *chancre*, quel qu'il soit, mais surtout le chancre infectant, décrit une forme *ecthymateuse*; c'est surtout, dit-il, lorsqu'il occupe une surface cutanée qu'il prend cet aspect.

« A ne voir alors qu'une simple croûte *brunâtre*, *épaisse*, *adhérente*, vous ne seriez guère tenté de reconnaître un chancre, vous diriez un ecthyma vulgaire. Mais, explorez tout d'abord la base de cet ecthyma, vous y trouverez l'*induration parcheminée* généralement bien accusée dans ces conditions; puis, touchez les ganglions, vous les trouverez spécifiquement engorgés ; enfin, soulevez la croûte qui recouvre l'ulcération, vous reconnaîtrez le chancre. »

N'est-ce pas là le début du chancre simple, la pustule ecthymateuse initiale, puis la croûte brunâtre adhérente du chancre infectant, avec l'induration bien accusée si bien décrite et la pléiade ganglionnaire?

Dans son Iconographie, on en trouve une très-belle description, avec figure (pl. XI), décrite sous le nom d'*ulcère primitif, induré, gangréneux, lymphite, adénite aigu.*

OBSERVATION.

Bell..., âgé de 22 ans, tailleur, entré le 20 juillet 1841, salle 2, nº 7.

Deux jours après s'être livré, dans une maison de filles publiques, a des rapports sexuels qui datent aujourd'hui d'un mois, ce malade aperçut une petite ulcération qui avait pour siége la muqueuse du prépuce, côté droit; il crut d'abord qu'il s'agissait d'une simple écorchure, et ne se soumit à aucun traitement ; mais bientôt quelques écarts de régime amenèrent l'irritation. L'ulcération fit des progrès, et, vers le quinzième jour apres le début de la maladie, une petite tumeur très-douloureuse à la pression se montra alors dans l'aine gauche.

L'accroissement de cette tumeur se fit rapidement, et dans neuf jours elle atteignit, à très-peu de chose près, le volume qu'elle occupe aujourd'hui.

Jusqu'à présent le malade n'a pu suivre un régime convenable, et c'est depuis deux ou trois jours seulement qu'il a cessé de travailler.

Aucun pansement n'a été fait. Voici l'état dans lequel il se présente le 21 juillet 1844 :

Le prepuce offre, sur le côté droit de la verge, un épaississement remarquable avec induration particulière caractéristique, que l'on trouve à la base de certains chancres, induration que M. Ricord a comparée a la rénitence elastique de certains cartilages. La muqueuse est en ce point le siége d'une ulcération qui, d'après les caractères qu'elle présente, doit être rangée parmi les chancres indurés gangréneux.

La surface est recouverte d'une fausse membrane grisâtre, sur laquelle on aperçoit, çà et là, un travail de gangrène interstitielle ; et c'est sans doute à la cause qui a produit cette dernière complication, que doit être attribuée la vive irritation que l'on remarque dans les tissus malades. Ici, en effet, contrairement à ce que l'on observe dans les cas de chancre indure, le malade éprouve de très-vives douleurs ; il existe une lymphite indiquée par un cordon court croisant la ligne médiane au dos de la verge, et le bubon qui s'est développé dans l'aine gauche a présenté les caractères et la marche des adénites qui accompagnent les ulcères primitifs non indurés à la période de progrès. Ici les téguments offrent une coloration rouge violacé, et la fluctuation est facile à reconnaître dans toute l'étendue de la tumeur, qui, peu profonde, paraît avoir eu pour point de départ un ganglion superficiel isolé.

A part les accidents que nous venons de noter, il n'existe du reste aucun symptôme morbide, et les fonctions organiques s'exécutent avec régularité.

On applique des cataplasmes sur la tumeur inguinale, et le chancre est pansé avec une solution concentree d'opium. Le malade reçoit le quart de la portion alimentaire.

Le 23, l'irritation que l'on remarquait dans les points malades a presque completement cédé au repos et à l'emploi des antiphlogistiques. On pratique l'ouverture de la tumeur inguinale à l'aide de ponctions multiples. Les pansements du chancre sont faits avec de la charpie imbibée de vin aromatique. Cataplasme sur l'aine ; même régime.

Le 2 août, les bords des ponctions multiples pratiquées sur le bubon se sont ulcerés sous l'influence du pus virulent, et la nature de l'adénite se trouve ainsi suffisamment determinée.

Le chancre n'offre plus de travail gangréneux, l'œdème inflammatoire des tissus ambiants a completement disparu, et la base de l'ulcère se trouve réduite à l'induration caractéristique. On donne une pilule de proto-iodure de mercure par jour, avec le sirop et la tisane sudorifiques.

On touche les parties ulcérées de la verge et de l'aine avec un pinceau trempé dans la teinture d'iode, et l'on continue les pansements avec le vin aromatique. On donne la demi-portion d'aliments.

Le 10, on remarque une amélioration très-notable dans l'état de la surface du chancre de la verge ; elle est bien moins grisâtre ; la majeure partie de la peau qui recouvrait le bubon a disparu par suite des progres de l'ulcération, et la surface du foyer purulent se montre à nu. On touche avec la teinture d'iode ; même pansement ; même régime.

Le 17, la surface du chancre de la verge est complétement débarrassée de la couche membraneuse grisâtre qui la recouvrait ; l'ulcération de l'aine ne fait plus de progrès. On donne deux pilules par jour ; même pansement ; même régime.

Le 27, le chancre de la verge est en voie de cicatrisation ; la surface se montre recouverte de bourgeons charnus de bonne nature. L'ulceration de l'aine ne fait point de progrès , mais ne paraît pas encore en voie de réparation. On touche légégèrement le chancre de la verge avec le nitrate d'argent ; pansement au vin aromatique ; même régime. Le malade soit de l'hôpital pour affaire, et rentre le 31 août. Sauf un peu d'excitation occasionnée par la fatigue d'une marche assez longue, il y a fort peu de changement dans l'état des ulcérations, dont le pansement a été, du reste, continué. On reprend le traitement indiqué ; même régime.

Le 8 septembre, le chancre de la verge est cicatrisé ; l'ulcération de l'aine est en pleine voie de reparation. On touche légèrement sa surface avec le nitrate d'argent, et l'on panse avec du vin aromatique. On donne les trois quarts de la portion alimentaire.

Le 15, la cicatrisation de l'ulcération de l'aine est presque complete. On panse avec la charpie seche ; même régime.

Le 21, le malade sort guéri.

Dans cette observation, l'induration est type; élastique, cartilagineuse, elle persiste après la cicatrisation du chancre, elle motive le traitement mercuriel. Le chancre était bien induré ; de plus, il était simple : le défaut d'incubation (deux jours après le coït) suffirait pour le prouver; mais l'aspect pultacé du chancre (que l'habile observateur en défaut croit devoir expliquer par la gangrène), mais la douleur (pour laquelle il est obligé de faire.intervenir l'irritation), mais le caractère *chancreux* du bubon le démontrent surabondamment, enfin les incisions multiples se sont inoculées.

On trouve dans la thèse de M. Fournier, et dans ses leçons sur le *chancre*, une deuxième observation de chancre mixte.

Deuxième observation (de M. FOURNIER).

N... (Alphonse), 17 ans, contracte un chancre sur la fin de septembre. Il se présente à la consultation du Midi, où nous constatons l'état suivant, le 5 octobre : chancre induré glando-préputial, induration cartilagineuse, adénopathie bi-inguinale multiple, dure et indolente. Pansement au vin aromatique; traitement mercuriel.

Le 7, même état.

Le 14, meilleur état du chancre, dont le fond s'élève et les bords se dépriment (période de réparation commençante).

Le 24, l'état du malade est bien changé : le chancre de la rainure s'est élargi et creusé, sa base est toujours très-fortement indurée ; de plus, il existe sur le fourreau de la verge un nouveau chancre, à base œdémateuse, mais sans induration véritable, et plusieurs petits chancres à base molle sur la surface cutanée du prépuce.

Le malade affirme de la façon la plus formelle n'avoir eu de rapports avec aucune femme depuis l'époque où il a contracté un premier chancre. Faut-il donc attribuer les nouveaux chancres à une inoculation accidentelle, à une contagion de voisinage? N... entre à l'hôpital dans les premiers jours de novembre

6

production d'une adénite aiguë de l'aine gauche, présentant tous les caractères du bubon propre au chancre simple ; suppuration ; inoculation positive du pus ganglionnaire dans l'aine droite ; persistance de l'adénopathie propre au chancre infectant ; ganglions multiples et indolents.

En décembre, accidents nouveaux, roséole et plaques muqueuses multiples. Malgré les dénégations du malade, M. Ricord n'avait pas hésité à placer l'origine des seconds chancres dans une seconde contagion, résultat d'un nouveau coit. Effectivement, quelques jours après son entrée à l'hôpital, N... vint m'avouer très-confidentiellement que le 15 octobre, à la suite d'une nuit de débauche, il avait eu des rapports avec une femme P..., dont il me donna l'adresse. « Dès le lendemain, ajoutait le malade, le chancre de la rainure avait commencé à s'élargir, et deux jours après parurent les autres chancres. »

Je me rendis aussitôt chez la femme P...., et je constatai sur elle l'existence de trois larges chancres à base complètement molle, siégeant sur la face interne de la grande lèvre gauche, sur la fourchette et sur les plis de l'entrée du vagin. Les chancres, au dire de la malade, dataient de trois semaines environ. Pas de retentissement ganglionnaire. Premier accident vénérien.

Cette femme m'avoua, à son tour, qu'elle avait infecté son amant, le nommé V... (Charles), qui, par une singulière coïncidence, se trouvait dans nos salles du Midi. Or, ce dernier (vierge de tout accident vénérien, et n'ayant eu de rapports qu'avec la femme P..., depuis plusieurs mois), ce dernier, dis-je, présentait également plusieurs chancres simples à base molle, siégeant sur le prépuce, et compliqués d'une adénite aiguë de l'aine gauche. Aucun accident ne se manifesta sur ces deux derniers malades.

Dans cette observation, le fait est bien observé : le diagnostic est juste, l'interprétation de M. Ricord est vraie ; mais il ne paraît pas y attacher plus d'importance qu'à la précédente, puisqu'il ne l'applique pas aux faits antérieurs.

Les choses en étaient là lorsque parut, en 1859, dans l'*Annuaire de syphilis*, le mémoire de M. Laroyenne. Fidèle interprète de M. Rollet, l'auteur, après avoir démontré la non-réinoculabilité du chancre induré sur le porteur et sur des syphilis de tout âge, se trouve en face d'un fait nouveau : il trouve un chancre évidemment infectant (avec syphilis générale), à induration type, et pourtant réinoculable au porteur. Le résultat de l'expérience étant un chancre simple, le résultat positif de l'inoculation trouve son interprétation naturelle dans la coexistence des deux chancres.

La doctrine du chancre mixte y est tout entière. Le chancre mixte, c'est le chancre induré réinoculable. Fort de nouvelles observations, de nouvelles expériences, M. Rollet, en 1862, dans ses *Recherches sur la syphilis*, étudie succinctement son historique, son étiologie, trace de main de maître sa symptomatologie, indique son pronostic et son traitement. Le chancre mixte, bien étudié, bien décrit, prend désormais rang dans la sience et dans la pratique, comme espèce pathologique distincte.

Dans son rapport sur cet ouvrage à la Société de médecine de Lyon, M. Diday réclame la priorité en faveur de M. H. Lee, « lequel, dit-il, parle aussi, dès 1855, de ce chancre double, *twofold.* »

Cette assertion est précise : dates, texte, rien n'y manque ; nous répondrons à M. Diday en lui opposant les passages suivants de la lettre de M. H. Lee à M. Viennois, lettre que nous avons entre les mains :

« D\ :sup:`r` Diday's words although in one sense perhaps
» strictly true are calculated to convey an erraneous
» impression if D\ :sup:`r` Diday had written thus, auquel il
» donne (à présent, depuis 1861) le nom de chancre
» twofold, it would have been more correct. »

D'un autre côté, s'il suffit d'être dualiste pour admettre le chancre mixte, il faut l'être ; M. Lee est unitaire et se demande à quel passage de ses ouvrages M. Diday veut faire allusion.

Après l'auteur anglais, c'est M. Fournier que nous oppose M. Diday. Nous avons, en rapportant l'observation qui précède et l'interprétation de M. Ricord, exposé tous ses titres ; nous les soumettons à l'appréciation de nos juges.

M. Diday ne paraît pas tenir beaucoup au triomphe de ses candidats, et dans ses communications officielles il attribue toute la gloire de la découverte à l'École de Lyon, à son ami M. Rollet.

Dans le même compte-rendu il ajoute : « L'édifice, sinon les matériaux, est entièrement neuf. » Si les matériaux ne sont pas nouveaux, c'est que ces matériaux sont l'observation clinique. Ils sont vieux comme elle ;

c'est pour le prouver que nous avons consulté Carmichaël, Fournier et Ricord; et l'édifice, le critique le
reconnaît, est entièrement neuf.

M. Diday attaque ensuite la définition du chancre
mixte (chancre induré réinoculable) comme trop absolue; il s'efforce de démontrer la possibilité, dans quelques cas, de la réinoculabilité du chancre induré à son
début, et veut par cela même rabattre quelque chose
à sa fréquence de 6 p. 0/0.

En réfutant les prémisses de M. Diday, c'est-à-
dire la réinoculabilité du chancre sur le porteur, nous
avons réfuté du même coup ses conclusions.

M. Melchior Robert va plus loin : il veut saper l'édifice par sa base; il nie l'existence du chancre mixte,
qui, dit-il, a été inventé pour les besoins de la cause,
pour expliquer les cas d'auto-inoculabilité du chancre
infectant. Pour lui, le chancre induré à la première
période est réauto-inoculable dans la majorité des cas.

Tout en nous promettant de le réfuter plus tard,
nous rendrons ici loyalement justice à M. Robert. Il a
essayé de motiver ses doutes par des arguments sérieux, par des faits. C'est aussi par des faits que nous
essayerons de le convertir; son mémoire résume toutes
les objections les plus sérieuses adressées au chancre
mixte.

A part ces obstacles qu'il a rencontrés à sa naissance, le chancre mixte a été bien accueilli, non-seulement en France, mais à l'étranger.

M. Picard l'a reproduit à Paris. M. Cusco propose
d'étendre plus loin son domaine, d'appeler chancre
mixte le chancre induré compliqué d'herpès, d'une ulcération quelconque lui servant de porte d'entrée; pour
lui, le chancre mixte seul fatalement ulcéré mériterait
seul le nom de *chancre* induré. Nous ne partageons
point sa manière de voir : le chancre induré est toujours
ulcéré, c'est toujours un chancre, et pour qu'un mot
ait un sens il faut le limiter ; le chancre mixte est et
sera le chancre résultant de la superposition des deux
chancres, et partant le chancre induré réinoculable.

En Angleterre M. H. Lee l'a observé, ainsi que nous
venons de le dire. M. Lindwurm (de Munich) croit au
chancre mixte comme à une vérité démontrée. Il en-
richit la science de nouvelles expériences que nous
rapporterons à l'article *étiologie* ; sa conviction est
à la fois clinique et expérimentale. Il résume ses
croyances dans deux articles de ses conclusions. (Mémoire de 1862.)

Art. 13. On peut inoculer le chancre syphilitique
sur le chancre simple, et *vice versa.*

Art. 17. L'inoculation est un bon moyen de diagnostic entre le chancre simple et le chancre induré,
mais il n'est pas absolu.

La conviction de Bærensprung (de Berlin) est exclusivement *clinique.* Il croit, parce qu'il a vu *cliniquement*; cette conviction nous est bien précieuse.

Cette profession de foi est une réponse directe imposant silence à ceux qui ne veulent voir dans le chancre mixte qu'une hypothèse gratuite, qu'une invention ingénieuse et commode ; nous rapporterons plus loin quelques-unes de ses observations. Il croit tellement à la possibilité de la coexistence des deux chancres, coexistence expliquant les indurations tardives qu'il a observées, que dans l'article *pronostic* des chancres, il veut qu'on attende quatre semaines à partir du coït infectant, avant de déclarer le malade porteur de chancre simple indemne de vérole.

M. Sigmund (de Vienne), brillant prosélyte de la dualité en Allemagne, dans une lettre à M. Rollet du 28 août 1862, s'exprime ainsi :

« Quant au chancre mixte, j'ai réfuté toutes les objections de mes confrères, praticiens plus âgés que moi et spécialistes, en leur pratiquant l'inoculation de la matière du chancre mou sur un chancre induré. J'ai si fréquemment réitéré ces observations dans les plus différentes circonstances, que ces messieurs étaient bien surpris de l'analogie de la preuve avec leurs observations des cas douteux et inexplicables, ne connaissant pas le développement des deux maladies sur le même point.

« En Allemagne, d'autres professeurs l'admettent aussi, mais ils ne citent ni les travaux de Lyon, ni les expérienecs qu'ils ont vues à Vienne ; ces citations couperaient leur originalité présomptueuse. »

Dans cet aperçu historique, nos recherches ne re-

montent pas bien haut ; l'histoire du chancre mixte
est toute contemporaine.

Mais l'éloignement des lieux supplée à l'éloignement
des temps. Le jugement de l'étranger devance ici le
jugement de la postérité.

Et si le nom de Galien est depuis Carmichaël resté
attaché au chancre simple, le nom de Hunter au chancre induré, le nom de Rollet restera, avec plus de
raison, attaché au chancre mixte; notre Maître, comme
on l'a dit, en est à la fois le père et le parrain.

§ 2.

ETIOLOGIE DU CHANCRE MIXTE.

L'existence du chancre mixte résulte du double fait
de la pluralité et de la simultanéité des maladies vénériennes. Si, en effet, laissant de côté la blennorrhagie, nous jetons un coup d'œil sur les deux espèces
de chancres, nous voyons que, bien qu'essentielle-
ment différents dans leur nature, ceux-ci revêtent pourtant un caractère commun constant : c'est l'ulcération. Or, en présence de deux maladies susceptibles de
coexister, de se superposer, l'une générale, l'autre
locale, se manifestant toutes deux par une ulcération,
n'est-on pas naturellement conduit à admettre *à priori*
qu'une même ulcération peut résumer et transmettre
à la fois les deux maladies, précisément parce qu'elles

sont foncièrement dissemblables, et comme telles ne sauraient s'exclure ?

Ceci accepté, on est forcé d'admettre que cette nouvelle ulcération, sécrétant les deux principes contagieux, peut et doit se transmettre comme espèce pathologique, si toutefois on considère comme un caractère suffisant de l'espèce, en pathologie, la propriété que possèdent certaines maladies de naître d'une maladie semblable à elles. Les chiffres de la statistique, d'accord avec l'opinion de M. Rollet, sont venus confirmer la théorie.

Ainsi que les autres chancres, le chancre mixte a, comme nous l'avons vu, ses antécédents historiques, et nous rapporterons encore d'autres observations de M. Ricord ; nous allons voir que, comme eux aussi, il se transmet naturellement, comme eux il se reproduit artificiellement.

1º CHANCRE MIXTE NATUREL.

La clinique constate trois ordres de causes naturelles, les trois seules possibles :

Premier cas.—Un homme sain coïte avec une femme ayant les deux chancres sur une même région ou sur une même surface, ou bien ayant des accidents secondaires et un chancre simple, et étant dans des conditions d'infection analogues à celles présentées par le chancre mixte.

Nous choisissons l'observation suivante, parce qu'elle est entourée de certaines garanties, le malade ayant été vu par MM. Diday et Melchior Robert.

Santo (Auguste-Antoine), 26 ans, de Crémone (Italie), tailleur d'habits, entre à l'Antiquaille, salle Saint-Augustin, n° 13, le 23 juillet 1862.

Nous reconnaissons ce malade, déjà venu à la consultation gratuite il y a un mois environ; il présentait alors trois chancres simples : un sur le filet, les deux autres sur la rainure, un à droite et l'autre à gauche. Ces chancres avaient l'aspect de chancres simples : fond pultacé blanc, suppuration abondante, bords à pic. Ils en avaient la mollesse.

Actuellement, phimosis, abcès du prépuce ouvert spontanément en un point, à la lancette dans un autre. Les deux ouvertures sont chancreuses; le prépuce, tuméfié, enflammé, très-douloureux, donne issue par l'ouverture naturelle et par les deux autres à une suppuration abondante, comme s'il y avait en même temps blennorrhagie. On perçoit deux noyaux durs : un au niveau du filet, qui donne la sensation d'élasticité; un autre à droite, sur le trajet de l'abcès chancreux.

Le 23, j'inocule le pus, qui s'écoule par l'ouverture naturelle du prépuce sur la cuisse gauche.

Le 24, on opère le phimosis par une incision dorsale et médiane; on découvre les deux chancres latéraux ayant donné lieu à deux abcès chancreux. Les ganglions de l'aine sont durs et tuméfiés ; les ganglions cervicaux engorgés.

Au point inoculé, vésico-pustule très-petite.

Nouvelle inoculation avec le pus du chancre du filet, lequel chancre est manifestement induré.

26 juillet. Les deux inoculations présentent l'aspect chan-

creux. — Pansement : vin aromatique ; deux pilules proto-iodure ; tisane salsepareille, réglisse.

Le 29, les deux inoculations de la cuisse ont à peu près les
mêmes dimensions : bords à pic, fond blanc sanieux. On les
cautérise au Canquoin, et on les protége de nouveau.

Roséole sur le ventre.

9 août. Les inoculations sont cicatrisées. Roséole générale ;
alopécie, plaques muqueuses à la gorge, plaques muqueuses
superficielles à l'anus.

12 septembre. Cicatrisation complète de l'inoculation des
chancres, des incisions ; reste un noyau induré au filet.

5 octobre. Sorti guéri de sa roséole et des accidents généraux.

Ce malade, vers le 10 mai, dans une érection solitaire, s'était
déchiré le filet contre ses draps ; le lendemain, en état d'ivresse
il alla dans une maison publique, ne vit qu'une femme et une
seule fois (rapports normaux). Trois jours après, il vit un
chancre au lieu déchiré, puis survint le phimosis qui l'empêcha
de découvrir ; un mois après, il sentit que le chancre devenait
douro. Le gonflement inflammatoire l'empêcha de faire les pansements prescrits à la consultation gratuite ; c'est ce qui explique
la longue durée et la gravité des accidents.

Dans ce cas, le chancre du filet était évidemment
mixte :

1° Il était simple, il a eu le défaut d'incubation,
l'aspect, les signes cliniques et expérimentaux du
chancre simple ;

2° Il était induré. L'induration qui a persisté si
longtemps, l'adénite inguinale double, indolente, indurée, la syphilis générale, ne laissent pas de doute à

cet égard. La confrontation n'a pu être faite faute de renseignements ; mais la femme, source unique de l'infection, devait nécessairement rentrer dans le cas qui nous occupe. Le coït ayant été normal, unique, une même porte d'entrée a donné accès aux deux virus. Cette observation est en outre intéressante par la longue durée du chancre, qui a conservé jusqu'à sa cicatrisation l'aspect inoculable.

Nous rapportons aussi l'observation suivante, que nous devons à notre collègue et ami M. Burlet, qui nous a succédé dans le service. Dans ce cas, la confrontation a pu être faite,

Guillaume Lathel.... 20 ans, d'un tempérament lymphatico-sanguin, s'est livré, après deux mois de continence, à des rapport sexuels, le 24 décembre 1862, avec une seule femme. Le 28 décembre, c'est-à-dire quatre jours après, il se rend dans le cabinet de M. Rollet, portant dans la gouttière balano-préputiale une ulcération qui est diagnostiquée chancre simple et traitée comme tel.

Le 13 janvier 1863, L.... se présente à la consultation gratuite de l'Antiquaille. Il a en ce moment un phimosis complet, des lèvres desquelles s'écoule une humeur sanieuse. A travers la peau du prépuce, on perçoit une induration bien manifeste à l'endroit où siégeait le chancre simple. Le malade, sur notre conseil, entre dans le service le 14 janvier, salle Saint-Maurice, n° 11.

Pendant quelques jours, L.... refusa l'incision préputiale qu'on lui proposait; mais ne voyant pas d'amélioration sous l'influence des injections au nitrate d'argent et des bains locaux, il se décida à subir l'opération, et, le 28 janvier, le bistouri fit disparaître le phimosis. Aussitôt on constata l'existence d'une ulcération siégeant à la base du gland et occupant, dans la rainure balano-préputiale, les deux tiers de la circonférence de l'organe ; cette ulcération, d'environ un centimètre de largeur, a tout à fait l'aspect d'un chancre simple : fond et suppuration grisâtres, bords décollés, taillés à pic, etc.; mais la base de cette lésion a une induration tellement caractéristique, que l'on porte immédiatement le diagnostic de chancre mixte. Le jour même, une inoculation de la sécrétion de ce chancre est faite à la lancette sur la face externe de la cuisse droite, vers sa partie moyenne. Le 31 janvier, les deux lèvres de la plaie du prépuce incisé sont chancreuses, et la plaie d'inoculation est à son tour, le 1er février, le siége d'un chancre simple. Le malade avait été soumis sans retard au traitement mercuriel.

Le 6 février, à la visite du matin, c'est-à-dire quarante-cinq jours après le début du chancre, nous apercevons sur tout le corps du malade une roséole syphilitique très-belle. La syphilis ne fut pas arrêtée par les mercuriaux. Lorsque, le 18 février, le malade fut obligé de quitter le service, il était en pleine vérole. Les accidents secondaires se sont montrés avec beaucoup d'intensité, et aujourd'hui encore, 30 juillet, L..., malgré un traitement de cinq mois fait à la consultation gratuite, n'est pas encore guéri de ses plaques muqueuses à l'anus et au voile du palais.

Le malade qui fait l'objet de cette observation n'a vu qu'une seule femme ; celle-ci est évidemment la source de la double infection. Nous avons demandé et obtenu la confrontation le 12 février ; en voici le résultat : Agée de 27 ans, F. Na.... porte, au moment où nous la visitons, une petite cicatrice située à la face interne de la grande lèvre droite. Non loin de cette cicatrice, dont je ne peux apprécier la nature, il existe une ulcération ou plutôt une érosion très-superficielle, arrondie, de la dimension d'une pièce de 50 centimes, non indurée. En même temps, il n'existe rien de suspect à la gorge ni sur le cuir chevelu; je trouve cependant, dans l'une et l'autre aine, une pleiade ganglionnaire bien caractéristique et trois volumineux ganglions indurés dans la région occipito-cervicale. Sur ces données, je diagnostiquai sûrement la vérole, et je ne me suis pas trompé; car un mois plus tard je revis, à la consultation gratuite de M. Bonnaric, notre malade, avec des plaques muqueuses aux organes sexuels, à l'anus et sur les piliers du voile du palais.

Dans ce cas rentrent aussi les observations assez nombreuses publiées par MM. Ricord et Fournier sous le nom de chancre à base molle des syphilitiques, que ceux-ci croient et disent de nature syphilitique, parce qu'il transmet la syphilis. Le fait est vrai, mais l'interprétation est fausse : un syphilitique affecté d'un chancre de nature *simple* peut transmettre, comme nous l'avons démontré ailleurs, chancre simple et syphilis.

Deuxième cas.—Un homme porteur d'un chancre induré coïte avec une femme ayant un chancre simple.

Les observations de ce genre sont assez nombreuses. Nous avons déjà cité (§ *historique*) l'observation de M. Fournier : Nicolas; celle de Masserini César paraît aussi s'y rapporter, car Élise, la dernière femme visitée par lui, ne présentait que des chancres simples à l'anus. Nous citerons ici une observation empruntée

à la thèse de M. Basset (p. 92), et une autre inédite
que nous devons à l'obligeance de notre collègue et
ami, M. Félix Christot, qui nous a précédé dans le
service.

OBSERVATIONS *de malades porteurs de chancres indurés*
rendant leurs chancres mixtes par un nouveau coït.

Salle Saint-Augustin. G..... (Pierre), 25 ans, manœuvre,
entré le 3 septembre. Il y a trois mois environ, vingt jours après
un coït suspect, le malade a vu se développer sur le fourreau
de la verge deux chancres dont les bases indurées l'ont em-
pêché de découvrir le gland. — Pansement au vin aromatique,
pas de traitement mercuriel.

Deux mois après l'apparition des chancres, croûtes dans les
cheveux, roséole. Le sujet avoue qu'étant porteur de deux chancres du fourreau presque cicatrisés, il a eu des rapports avec
une fille publique, vers le 26 août dernier. A la suite de ce
coït, il a vu ses chancres s'agrandir, et quatres nouvelles ulcérations se montrer à côté des deux premiers écoulements purulents entre le prépuce et le gland. Éruption pustuleuse à la
peau.

4 septembre. État suivant : phimosis, écoulement de pus
entre le gland et le prepuce ; pas de douleur pour uriner. Sur
le fourreau de la verge, deux larges chancres à base indurée ;
à côté, quatre petites ulcérations à base molle. Adenite bi-inguinale caractéristique ; trace de roséole, signes généraux de
syphilis ; plaque muqueuse à la lèvre inférieure.

5. Inoculation avec le pus des chancres indures.

6. Résultat positif (traitement mercuriel ; pansement au nitrate d'argent).

5 octobre. Circoncision à cause de la longueur du prépuce.

29. Le malade ne présente plus aucun accident syphilitique. Les plaies chancreuses de la verge sont presque cicatrisées.

DEUXIÈME OBSERVATION.

Merle (Baptiste), 19 ans, sablonnier, d'une constitution parfaite et d'une corpulence athlétique, se présente à la consultation gratuite de l'Antiquaille, vers la fin du mois de novembre 1861. Sa peau est tigrée, des pieds à la tête, par une syphilide papuleuse en voie de disparition sur certains points, en voie de progrès sur d'autres. L'existence de l'éruption semble remonter à trente ou quarante jours.

Squames abondantes dans le cuir chevelu. Plaques muqueuses du voile du palais et du bord alvéolaire des gencives de la mâchoire inférieure.

L'examen des parties génitales montre trois chancres assez méthodiquement échelonnés sur la couronne du gland. Deux d'entre eux datent de trois mois ; il sont indurés à leur base.

L'un d'eux surtout, le plus externe, présente une induration peu profonde, mais ayant au moins l'étendue d'une pièce de 20 centimes.

Leur surface est grisâtre, sanieuse, irrégulièrement ulcérée, à suppuration abondante.

Le troisieme chancre est complètement mou à sa base, il est de date toute récente ; le malade l'a vu apparaître vingt-quatre heures apres un dernier coit remontant à huit jours.

L'ulceration a dejà creusé assez profondement les tissus. Elle est granuleuse, à bords déchiquetés, à sécrétion abondante.

Adénite bilatérale en voie de rétrocession. Le malade se souvient parfaitement que ses *glandes* inguinales étaient plus *nombreuses,* plus *volumineuses* dans les premiers temps de l'évolution du mal.

En face de cette évolution différente et de ces caractères mixtes, je fais part à M. Rollet de mes doutes sur la nature unique des deux ulcères vénériens, dont le début remonte à trois mois. — Deux inoculations sont faites à la cuisse gauche avec le pus de ces derniers chancres. — Une troisième inoculation est faite à la cuisse droite avec celui du chancre le plus récent. Des morceaux de sparadrap convenablement serrés avec des bandes, protégent nos inoculations des corps extérieurs.

J'engage vivement le malade à entrer dans le service, mais sans succès. Ce n'est qu'après avoir épuisé toutes les chances de persuasion que je lui fais promettre de revenir me trouver dans deux ou trois jours au plus.

Huit jours s'écoulent sans que je reçoive de visite. Enfin, au huitième jour, notre malade se decide à venir nous redonner de ses nouvelles, et nous constatons alors trois chancres simples sur les trois points inoculés. Deux d'entre eux ont, grâce à la négligence du patient, pris des proportions assez considérables. Sur nos instances réitérées, il se résigne à entrer à l'Antiquaille, où il est soumis à trois cautérisations au nitrate d'argent, et à un traitement général et local convenablement approprié.

Rien d'important ne signale le séjour du malade dans le service. Il sort trente-quatre jours après son entrée, dans l'état le plus satisfaisant.

Dans cet ordre de causes si intéressant, deux choses méritent surtout de fixer l'attention.

Ce sont : 1° Les caractères propres au chancre simple qui signalent rapidement l'apparition du nouvel hôte, sa multiplicité, sa mollesse, sa marche promptement envahissante;

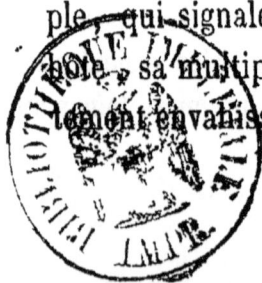

2º Le changement d'aspect que ne tarde pas à revêtir la surface du chancre induré. Son fond se recouvre bientôt d'une boue blanchâtre ; la suppuration est abondante ; les bords deviennent à pic, anfractueux, décollés. L'induration double l'ulcération. On a le chancre mixte complet, le chancre induré réinoculable.

Cette modification profonde n'avait pas échappé à l'œil exercé de M. Ricord. Dans l'observation de M. Fournier, nous avons vu l'habile clinicien affirmer à son malade, Nicolas M..., qu'il avait eu un nouveau coït. Dans la dernière observation, nous voyons le malade, l'interne et M. Rollet frappés tous de cette transformation, et demander à la lancette une confirmation qui n'a pas fait défaut.

L'ordre des symptômes est l'inverse du premier cas, comme on pouvait le prévoir.

Troisième cas. — Un homme porteur d'un chancre simple et vierge de syphilis, coïte avec une femme ayant un accident primitif ou secondaire.

Ici les faits sont rares, et cette rareté s'explique facilement, si l'on se rappelle les caractères du chancre simple . précoce, douloureux, saignant facilement, il doit être un anti-aphrcdisiaque puissant.

Nous empruntons au mémoire de M. Lindwurm (de Munich) deux observations que leur brièveté permet de traduire complètement.

Obs. xiii. J. H...., 27 ans, très-soigneux de sa santé, vint me consulter pour un chancre simple du prépuce. Je le traitai par des pansements caustiques; deux semaines plus tard, il revint pour des végétations qui furent excisées; enfin, un mois plus tard il me montra un chancre siégeant sur la cicatrice du premier. Des acccidents généraux ne tarderent pas à se montrer.

Obs xiv. Un fait tout à fait semblable fut observé chez un étudiant en médecine, dans lequel j'ai vu le chancre induré contracté sur un chancre simple.

En voici une autre qui nous est personnelle et qui, bien que laissant à désirer, nous satisfait davantage et paraît bien se rapporter au cas qui nous occupe.

Ch. Rep..., 22 ans, chapelier, de Rive-de-Giers, Saint-Augustin n° 5, présente à son entrée, le 26 août 1862, l'état suivant :

Sur le reflet muqueux du prépuce, à gauche de la ligne médiane, tout près de la rainure balano-préputiale, on découvre un beau chancre ayant des dimensions un peu plus faibles qu'une pièce de vingt centimes; il est baigné d'une suppuration abondante. En le detergeant, le fond est blanc pultacé, saignant en quelques points. Les bords sont à pic, un liseré assez large indique que le chancre a creusé profondement.

L'induration se pressent à la raideur que conserve le prépuce dans le plissement qu'on produit pour decouvrir le gland. Pressé entre les doigts, sensation d'elasticité douloureuse pour le malade. En outre, sur le pubis, à gauche de la racine de la verge, chancre consécutif parfaitement souple, plus large et plus superficiel que le premier; il a tous les caractères du chancre simple.

Inoculation sur la cuisse gauche des deux chancres.

28 août, vésico-pustules.

1er septembre, ulcérations larges, assez profondes; suppuration abondante. Cautérisation au Canquoin.

R... nous raconte que cinq jours apres un coït suspect, 20 juillet, il avait vu survenir le chancre de la verge; que, nonobstant, il n'avait pu se dispenser d'avoir des rapports avec une compatriote à la fin de juillet. Il a appris depuis, par un de ses amis, que cette femme était vérolée. Le chancre du pubis était consécutif. Le malade s'en était aperçu du 6 au 8 août; il l'attribuait au grattage, et nous devons le croire. L'induration était consécutive de plusieurs jours à cette date. Pansement au nitrate d'argent; deux pilules proto-iodure.

15. Adénite bi-inguinale indolente, indurée; syphilide érythémateuse, papuleuse, papules peu élevées sur le ventre.

27. Plaques muqueuses à la commissure des lèvres et à la gorge. Cautérisation à l'acide chlorhydrique.

8 octobre. Sorti guéri.

Le défaut de franchise du malade dans ses indications a déjoué nos tentatives de confrontation.

Cet ordre de causes est le plus rare et le plus difficile à constater.

2° CHANCRE MIXTE ARTIFICIEL.

Le chancre mixte, dont nous venons d'étudier la transmission naturelle, se crée facilement de toutes pièces, soit qu'on inocule les deux virus préalablement mélangés, soit que sur un chancre induré on dépose du pus de chancre simple, soit enfin que sur un chancre simple on dépose le virus syphilitique, quelle que soit la provenance.

Dans la production du chancre mixte artificiel, comme dans le mixte naturel, trois cas, seuls possibles, peuvent également se présenter :

Premier cas. — Si, sur la pointe d'une lancette, on mélange du pus de chancre simple avec du pus d'accident primitif ou secondaire, ou bien avec du sang d'un syphilitique, et qu'on en inocule un individu vierge de syphilis, il se produit un chancre mixte au lieu inoculé.

Nous mettons à dessein sur la même ligne toutes les provenances du virus syphilitique, quelles qu'elles soient ; mais aussi, nous qui croyons à l'identité des résultats comme à une vérité mathématiquement démontrée, nous ne pouvons entreprendre de pareilles expériences. Cependant il ne nous est pas interdit de profiter de celles faites par d'autres. Nous empruntons celle de M. Robert (mémoire, pag. 9 et 10; nous la reproduisons plus loin, § *diagnostic*, observations x et xi; nous y renvoyons le lecteur).

Dans cette observation, l'étudiant M. E.... a eu le résultat prévu : un chancre mixte. En effet, pustule initiale au troisième jour, et vingt-trois jours après l'inoculation, induration légère. Après ces indications si exactes on pouvait, comme on l'a fait, se dispenser de l'inoculation ; mais elle s'est produite accidentellement à 0m,01 en dedans. Ainsi, la réinoculation d'une

part, la syphilide papuleuse de l'autre, établissent in-
contestablement notre diagnostic. L'interprétation de
ce fait, c'est que du sang a été inoculé avec le pus du
chancre simple, d'où la double infection.

Deuxième cas. — Sur la surface d'un chancre induré, dépôt du pus de chancre simple.

Ici les observations sont nombreuses, elles se
comptent par centaines; on en trouve en Angleterre,
en Allemagne, à Paris, à Marseille, presque autant
qu'à Lyon. Partout chaque syphilographe, piqué par
les travaux de M. Rollet, a voulu voir de ses yeux :
l'expérience était inoffensive et le résultat merveilleux.
Chacun a pu toucher du doigt la vérité et s'incliner
devant la découverte, sans toutefoisr endre toujours à
l'auteur un hommage si justement acquis.

Nous nous contenterons d'en citer une de M. Lindwurm (de Munich) et une autre de notre semestre à
l'Antiquaille.

A. K..., 42 ans, fut admis dans la salle de clinique pour un
chancre de la rainure avec adénite multiple et la base indurée.
On inocule le malade au bras avec le pus de son chancre : le
résultat fut négatif. D'un autre côté, on inocula le même malade à l'autre bras avec du pus de chancre simple : le résultat
donna un chancre simple, avec le pus duquel on inocula la surface du chancre induré. Deux jours apres, le *chancre induré
changea de forme, suppura beaucoup, se creusa;* on réino-
cula le malade avec le nouveau pus : le résultat donna un
chancre simple.

Deuxième observation de chancre mixte artificiel.

R... Nicolas, 22 ans (d'Annecy), mineur, entre à l'Anti-
tiquaille, salle Saint-Pierre, nᵒ 6. Depuis quinze jours, après
une incubation indeterminée, chancre du dos de la verge sur
le reflet muqueux du prepuce. Solitaire, regulier, symetrique,
irisé, exulcérant à peine les tissus en profondeur, sa surface
est egale à une piece de 20 centimes. Induration parcheminée.
Les ganglions inguinaux sont légèrement engorgés depuis dix
jours.

Le 25 septembre, jour de son entrée, j'inocule par deux
piqûres la sécretion du chancre sur la cuisse gauche. L'inoculation etant protégée, je dépose sur le chancre de la verge
du pus de chancre simple, pris au nᵒ 5.

25 au soir. Point blanc au centre, visible seulement à la
loupe.

26. Le point blanc, visible seulement à la loupe, est devenu
une tache blanchâtre, revêtant la zone centrale de l'iris.

28. La tache est agrandie, irréguliere, festonnée, pointue en
un point. La suppuration est abondante.

29. Le chancre est excavé, creusé, liseré blanc dessinant
les bords. Inoculation à la cuisse droite. Résultat positif con-
staté à la Société des sciences medicales de Lyon.

Cautérisation le 5 octobre. Sorti guéri le 28 octobre 1862.

On trouvera de nombreuses observations analogues
dans l'*Annuaire de syphilis*, mémoire de M. Laroyenne,
et dans la thèse de M. Basset.

Troisième cas. — Inoculation du virus syphilitique

sur la surface d'un chancre simple, l'inoculé étant vierge de syphilis.

Nous en trouvons une observation dans le mémoire de M. Lindwurm, que nous nous empressons de reproduire :

OBSERVATION.

A. D..., fille d'une forte constitution, âgée de 18 ans, est reçue le 22 août 1861. Elle portait plusieurs chancres simples à la vulve et un à la partie antérieure de la cuisse.

L'inoculation faite donna un résultat positif ; on traita tous les chancres, sauf le nouveau de l'inoculation, par la cautérisation.

Sur ce chancre d'inoculation, on déposa du pus de chancre induré.

D'abord le résultat fut négatif ; le chancre simple creusa, augmenta en largeur ; quatre semaines après, il fut cautérisé et la malade fut guérie.

Le 11 décembre 1861, la malade revint avec un chancre simple de la fourchette, et de plus une syphilide papuleuse miliaire et une adénite multiple. Le chancre inoculé de la cuisse avait reparu, s'était ulcéré.

Au dire de la malade, ce chancre avait paru huit jours après sa sortie de l'hospice ; mais comme il ne suppurait pas, la malade le négligea.

Ce chancre présentait une surface élevée, était peu induré, ressemblait à un condylome.

Malheureusement, dans cette observation la malade a été perdue de vue quelque temps. Mais enfin le chancre a reparu sur la cuisse au lieu inoculé, trente jours environ après l'inoculation ; il ne suppurait pas, et il

a été suivi de syphilis générale. C'est plus qu'il n'en
faut pour constater son existence, et cette existence,
facile à prévoir, est un démenti aux assertions de M. Robert, qui prétend *avoir constamment échoué lorsque,
dans un but tout thérapeutique, il a voulu inoculer du
pus de chancre induré sur un chancre simple.* Si les
faits ne sont pas plus nombreux, on en comprend facilement la raison.

En comparant les deux modes de production du
chancre mixte, on voit qu'ils se complètent, se con-
trôlent et se confirment mutuellement.

Dans le premier cas, en effet, la fréquence du chancre mixte naturel, plus grande que celle du chancre
mixte artificiel, plus grande que dans les autres cas,
est facile à constater. Or, comme dans ce cas figure
surtout comme source d'infection le chancre mixte,
nous voyons là encore un argument en faveur de sa
transmission comme espèce distincte.

Dans le deuxième cas, les chancres mixtes artificiels sont beaucoup plus nombreux que les chancres
naturels correspondants, plus nombreux que la somme
des autres chancres mixtes artificiels. L'innocuité de
l'expérience et l'intérêt scientifique qui s'attache à cette
étude, expliquent et justifient ce résultat; et même
par une extension impropre de langage, lorsqu'on parle
du chancre mixte artificiel, sans rien spécifier, c'est
spécialement celui-là que l'on a en vue.

Dans le troisième cas, la confrontation clinique est

difficile, l'expérimentation illicite et coupable ; c'est ce qui explique notre pénurie d'observations.

Les faits cités permettent néanmoins de constater la parfaite analogie, l'identité des résultats, quelles que soient les causes, que le chancre mixte soit naturel ou artificiel.

Le chancre mixte, nous l'avons dit et démontré plus haut, se transmet comme espèce pathologique distincte. Cependant, ce serait méconnaître une des causes qui expliquent pourquoi on l'observe dans une si faible proportion, à l'égard des deux autres, que de ne pas faire remarquer qu'il est soumis, sous ce rapport, à plusieurs causes actives de destruction qui n'atteignent ni le chancre simple ni le chancre induré. De même qu'il y a un courant qui pousse le chancre simple et le chancre syphilitique à se superposer, à se doubler et à former le chancre mixte, de même il y a un courant opposé qui provoque le chancre mixte, une fois formé, à se dédoubler, et partant à se détruire. Voici comment M. Martin a exprimé cette tendance : « En supposant, dit-il, le pus du chancre mixte inoculé à un sujet sain, qu'arrivera-t-il ?

» Le chancre simple apparaîtra tout d'abord au point d'inoculation. Au bout de deux ou trois septénaires, il se combinera avec le chancre infectant, dont l'incubation a au moins cette durée. Enfin, et en dernier lieu, après la cicatrisation du chancre simple, le chancre syphilitique existera seul au point contaminé. »

Que résulte-t-il de cela? Il en résulte évidemment que le sujet atteint de chancre mixte pourra transmettre à un individu sain :

1° Pendant les deux ou trois septénaires, un chancre simple ;

2° Après les deux ou trois premiers septénaires, il transmettra un chancre mixte , c'est-à-dire les deux chancres en même temps ;

3° Après la cicatrisation du chancre simple , et en admettant que cette cicatrisation ait lieu du vingtième au trentième jour par exemple, il ne transmettra plus qu'un chancre infectant. (*Gazette médicale de Lyon*, n° du 1er juillet 1863.)

Ainsi, non-seulement le chancre mixte se transmet dans son espèce, mais il peut encore transmettre l'un ou l'autre des deux chancres qui le constituent.

Le chancre mixte est donc celui qui a le plus de tendance à être détruit ; puis vient le chancre induré, qui ne prend pas sur les syphilitiques, etc.

§ 3.

SYMPTOMATOLOGIE ET ANATOMIE PATHOLOGIQUE.

Quel que soit le nombre des causes du chancre mixte, celui-ci ne peut débuter que de deux façons : 1° par un chancre simple, 2° par un chancre induré.

Quelle que soit la nature de ces mêmes causes, que
le chancre mixte soit naturel ou artificiel, l'identité
constatée des résultats, c'est-à-dire des symptômes,
nous permet de puiser à l'une comme à l'autre source
les éléments de notre description.

1° Lorsqu'il débute par un chancre simple (cas 1
et 3 de l'*étiologie*, voir les observations), que le dépôt
du virus syphilitique soit simultané ou consécutif à
celui du chancre simple, on remarque l'état suivant :
d'abord le chancre simple suit sa marche naturelle,
connue ; puis, trois semaines environ après le dépôt
du virus syphilitique, la résistance de l'ulcère change :
de souple il devient dur, induré ; l'induration, qui
double le chancre simple, qui lui sert de lit, peut revêtir ses divers degrés, être parcheminée ou cartilagineuse, mais elle est toujours élastique ; l'aspect du
chancre simple n'est pas modifié : même suppuration
abondante, même fond pultacé, mêmes bords à pic.

2° Lorsque le chancre mixte débute par un chancre
induré sur la surface duquel on dépose du pus de
chancre simple, il se passe un travail pathologique
analogue à celui qui accompagne l'inoculation du pus
de chancre simple sous l'épiderme ; mais ici le pus
n'étant pas emprisonné sous l'épiderme sain, on ne
voit aucune réaction inflammatoire (érythème, vésicule, pustule), c'est le travail ulcéreux qui se remarque le premier.

Vingt-quatre heures après le dépôt du pus de chancre simple sur le centre du chancre induré, le centre est blanc, baigné de suppuration. Si l'on déterge le pus, la surface détergée semble reprendre son aspect premier ; mais à la loupe, détritus boueux, blancs, pultacés, dessinant une petite tache arrondie sur le fond rougeâtre du chancre.

Quarante-huit heures après, cette goutte, cette tache s'élargit, devient irrégulière, anguleuse. Les angles formés paraissent à la loupe de petites pointes coniques, reproduisant les progrès inégaux de l'ulcération ; puis, après un temps variable suivant les dimensions du chancre, sa surface est tout entière creusée et envahie.

Quels que soient le début et la forme initiale du chancre mixte, arrivé à la période d'état où nous l'avons conduit, il est un et identique dans les deux cas ; c'est un chancre induré dans lequel un chancre simple a creusé son nid.

Au toucher : induration élastique, terminée abruptement, d'ordinaire bien accusée ; la pression est souvent douloureuse.

A la vue : le chancre est couvert d'une suppuration abondante ; détergé avec de la charpie sèche, son fond reste blanchâtre, boueux, comme couvert de détritus adhérents ; les bords sont saillants, à pic ; un liseré blanc figure leur épaisseur et la profondeur de l'ulcération. Il est réinoculable au porteur ; il l'est dès le

premier jour [1] et reste tel longtemps encore. La cicatrisation marche du centre à la circonférence : c'est
donc à la rencontre des bords avec le fond du chancre
qu'il faudra chercher les dernières traces de pus inoculable. La cicatrice indurée reste déprimée comme celle
du chancre simple.

A toutes les périodes de son évolution , il peut se
compliquer de phimosis, de phagédénisme, de lymphite et de bubon. (Nous en donnerons des observations , § *pronostic.*)

Parmi ces complications, le bubon doit nous arrêter
un instant : l'aine révèle, en effet, la double infection;

---

[1] *Observation.* — Ch. Jean, 19 ans , de Nimes, entré le 2 octobre 1862, Saint-Augustin 16. Chancre induré de vingt-cinq
jours. Un mois après le coït, adénite légèrement inflammatoire
à gauche, indolente et indurée à droite. Pas de symptômes généraux.

La couleur du chancre est rouge lie de vin, aspect ecchymotique, fond se raccordant avec les bords. Il est régulier, symétrique, de 1 centimètre de diamètre. Inoculation sans résultat.

2 octobre , quatre heures du soir. Dépôt de pus de chancre
simple à sa surface.

3, huit heures du matin. Inoculation à la cuisse droite seize
heures après.

4, matin. Érythème.

5, matin. Vésico-pustule.

10, huit heures du matin. La plaie d'inoculation est large
comme une pièce de 2 francs, l'ulcération profonde. Le malade
a été présenté à la Société des sciences médicales, chacun a
reconnu le chancre simple. Cautérisation huit jours après l'inoculation.

on y observe à la fois la pléiade ganglionnaire, bilatérale, indolente, indurée du chancre infectant, et au
milieu de ces ganglions, un d'eux, d'ordinaire le plus
voisin, s'enflamme, devient rapidement fluctuant;
l'ouverture spontanée ou artificielle s'inocule, devient
chancreuse, et le chancre ganglionnaire est inoculable
au porteur.

Lorsqu'un chancre suivi de vérole s'accompagne
aussi de bubon chancreux, reconnu tel, on est en droit
d'affirmer que ce chancre est mixte. La syphilis confirmée prouve que le chancre est *induré*, et le bubon
qu'il est en même temps *simple*. Le chancre ganglionnaire n'est, en effet, que le résultat de la migration
du pus chancreux du chancre au ganglion ; c'est une
inoculation naturelle, c'est une démonstration clinique
qui vaut bien le résultat positif d'une inoculation à la
lancette.

D'après ce que nous venons de dire, on voit clairement que pour nous le chancre mixte *sécrète* les deux
pus chancreux.

A cette opinion on a fait plusieurs objections :

1° On a nié la sécrétion du pus de chancre simple.

Les uns ont dit : ce n'est pas le chancre simple
qui est réinoculable, c'est le chancre syphilitique
(Ricord et Fournier). Nous avons suffisamment réfuté cette erreur ; nous dirons ici (d'après la thèse de
M. Basset, pag. 98) que le pus du chancre à base

molle des syphilitiques a été inoculé à des sujets sains, et que les inoculés n'ont pas eu la vérole. L'objection tombe devant ces expériences de l'Antiquaille.

J'ai vu moi-même un fait confirmatif de cette assertion.

Les autres ont affirmé que le pus de chancre simple est à l'état de dépôt et non de sécrétion.

Cette objection a été prévue et réfutée dans le mémoire de M. Laroyenne, qui montre que le chancre mixte reste réinoculable après et malgré des pansements et des cautérisations répétées au nitrate d'argent ; nous avons eu souvent l'occasion de vérifier ce fait remarquable et facile à constater.

2° On a nié que le chancre mixte sécrétât le pus de chancre induré.

Ceux-ci, avec M. Robert. n'admettant l'existence du chancre mixte que dans le deuxième cas de l'étiologie (c'est-à-dire lorsque du pus de chancre simple était déposé à la surface du chancre induré naturellement ou à la lancette), la nient dans les deux autres cas.

Cette objection nous paraît plus sérieuse : à nous aussi il nous semblait au début que, si l'on déposait sur un point du pus de chancre mixte, ou du pus de chancre simple et de chancre induré préalablement mélangés, le chancre mixte pourrait bien ne pas se reproduire. Si l'on réfléchit à l'apparition précoce du chancre simple, à sa tendance à détruire rapidement les tissus,

il semble qu'il doive agir à la façon d'une cautérisation
destructive et préventive vis-à-vis du chancre induré
inoculé simultanément ou consécutivement ; mais nous
avons acquis la certitude qu'il n'en est rien. En effet,
nous avons vu des observations où un seul coït, une
seule inoculation, ont produit un chancre mixte, et
où, par conséquent, le chancre simple n'a pas détruit
le chancre induré. L'observation suivante achèvera de
dissiper tous les doutes.

OBSERVATION *d'un chancre mixte naturel cautérisé quinze
jours après le coït.*

B. E..., 27 ans, journalier, entre à l'Antiquaille le 4 août
1862, salle Saint-Maurice n° 9. Dernier coït à Villefranche,
il y a douze jours (l'avant-dernier coït distant de celui-ci de
plus de trois semaines). Quatre jours après, le malade voit
dans la rainure, sur la ligne médiane du dos de la verge, un
chancre qui fit des progrès assez rapides, puis trois autres
chancres apparaissent consecutivement. Le dernier, siégeant au
filet, ne date que de deux jours.

Actuellement : quatre chancres, un sur le dos de la verge
qui présente une résistance particulière, qui nous fait diagnostiquer, ou, si l'on veut, deviner un chancre mixte, c'est le
plus ancien. Les trois autres, d'après les commémoratifs, leur
aspect, leur mollesse, sont diagnostiqués simples sans hésiter.
Prévenu contre notre envie de voir partout des chancres mixtes,
M. Rollet remarque l'induration de la base, trouve le cas douteux, et explique l'induration par le siége. Il confirme notre
diagnostic pour les trois autres chancres.

8

Le même jour, 4 août, inoculation à la cuisse droite du pus du chancre le plus ancien; elle est protégée.

6. Vésico-pustule, aréole inflammatoire, prurit.

7. On enleve l'épiderme qui enveloppe le pus de la pustule. On reconnaît son aspect chancreux, et on cauterise au Canquoin le chancre d'inoculation et les quatre chancres de la verge. C'est quinze jours apres le coit qu'on pratique la cautérisation.

8. La cautérisation a réussi. Aspect rouge vif des cinq plaies.

12. Le chancre d'inoculation de la cuisse est cicatrisé. Les petits chancres de la verge le sont presque completement. Celui du dos persiste, induration.

13. Vingt-quatre jours après le coit, M. Rollet l'examine attentivement : la plaie à emporte-piece faite par le chlorure de zinc a changé d'aspect; le fond s'est elevé de niveau avec les bords. La surface est lisse, unie, couleur chair jambon avec marbrures lie de vin; il est regulier, symetrique, avec induration type; diagnostiqué : chancre induré.

Traitement : deux pilules au proto-iodure, salsepareille, réglisse; pansement au calomel.

5 septembre. Le chancre notablement amélioré est moins dur, mais pas encore cicatrisé. Adénite bi-inguinale indolente, indurée; syphilide papuleuse générale, les ganglions cervicaux sont engorgés, plaques muqueuses du voile du palais.

15. Sortie; chancre cicatrise; état satisfaisant.

En comparant à une cautérisation lente, destructive, mais précoce, l'action du chancre simple sur le chancre induré, nous avons fait la part belle à nos contradicteurs. Cette objection, en apparence sérieuse, nous a arrêté ; mais après cette observation elle tombe d'elle-même.

Si le chancre simple, en effet, était capable d'enrayer, de détruire le chancre induré, un caustique assez énergique pour détruire le chancre simple devrait bien *à fortiori* détruire le chancre induré, surtout appliqué comme ici de bonne heure.

Or, c'est sur la place même du chancre simple, sur la perte de substance produite par le chlorure de zinc, que nous voyons paraître un beau chancre induré, type suivi de vérole confirmée.

N'est-on pas forcé d'admettre que le chancre induré et le chancre simple existent simultanément sur la même surface, et que le chancre mixte sécrète à la fois le pus de chancre simple et le pus de chancre induré ?

Dans toutes les cautérisations que nous avons faites de chancre mixte naturel ou artificiel, nous avons remarqué que la plaie consécutive n'avait pas l'aspect d'une plaie vive, la marche d'une plaie simple ; mais que le chancre induré était encore reconnaissable à la vue et au toucher, après des cautérisations qui auraient suffi pour détruire un chancre simple.

Or, là est toute la question : si l'on croit que le chancre mixte, naturel ou artificiel, sécrète les deux espèces de pus, on est forcé de croire à sa transmission comme espèce pathologique distincte, tout aussi bien qu'à celle du chancre induré, ni l'un ni l'autre

n'étant transmissible dans son espèce aux sujets syphilitiques.

Anatomie pathologique. — Dans l'observation de
M. César (fin du 2ᵉ chap.), dont la longueur du prépuce en a nécessité l'excision, la pièce anatomique a
été présentée à la Société des sciences médicales de
Lyon ; le diagnostic de chancre mixte a été confirmé
par MM. Diday, Dron, Viennois, Chaballier et Laroyenne.

Nous avons remis la pièce à M. Perroud, médecin
des hôpitaux, qui a bien voulu l'examiner en notre
présence et nous remettre la note suivante :

La rareté de l'observation et le talent du micro-
graphe en augmentent l'intérêt.

« Une incision est faite au prépuce suivant un des
diamètres du chancre, de manière à intéresser l'ulcération, la partie indurée sur laquelle l'ulcère repose,
et les tissus sains sous-jacents.

» Sur cette coupe perpendiculaire, on constate que
l'induration a 2 millimètres d'épaisseur ; elle se termine brusquement et à l'œil nu, elle tranche avec les
parties environnantes et par sa coloration plus rosée
et par sa friabilité plus grande ; les parties indurées,
en effet, se laissent, bien plus facilement que les parties saines, pénétrer et déchirer par les mors pointus
d'une petite pince à dissection. L'examen microscopique démontre :

» 1° Dans les parties saines, de nombreux faisceaux de fibres ondulés de tissus conjonctifs et mêlés de tissus de fibres élastiques.

» 2° Dans les points indurés, les fibres élastiques se retrouvent à peu près détachées ; les faisceaux ondulés sont dissociés, en grande partie détruits, ou ne se retrouvent que difficilement. Entre ces divers éléments sont infiltrés : une matière amorphe, d'autant plus granuleuse que l'on se rapproche davantage de la surface ulcérée, et un nombre d'autant plus grand de cytoblastions que l'examen porte sur des points plus voisins de l'ulcération.

» 3° Au niveau de l'ulcération, on trouve de très-nombreux globules dits pyoïdes et purulents, qui nagent en liberté dans un liquide granuleux et constituent le pus que donne la surface ulcérée. A ce niveau, la matière amorphe, qui dans l'induration est épanchée entre les éléments plus ou moins modifiés du derme, est plus abondante et infiltrée d'une grande quantité de granulations graisseuses et de globules pyoïdes : les fibres élastiques sont dissociées et peuvent être retrouvées par fragment dans le pus fourni par l'ulcération. »

§ 4.

DIAGNOSTIC.

Il semble, d'après ce que nous venons de dire des causes et des signes du chancre mixte, qu'il soit facile de le reconnaître.

En effet, sans parler de l'incubation, toutes les fois qu'on aura un chancre présentant à la vue un fond pultacé blanchâtre, des bords taillés à pic, et au toucher l'induration élastique caractéristique, on pourra diagnostiquer le chancre mixte avec autant de certitude que, d'après chacun de ces signes, on peut reconnaître, soit le chancre simple, soit le chancre induré. Comme pierre de touche du diagnostic, il faut l'inoculation, qui doit donner un chancre simple, et la syphilis consécutive, qui prouve sans réplique que le chancre était en même temps induré.

N'est-ce pas l'inoculation qui peut le mieux confirmer le diagnostic du chancre simple? N'est-ce pas la syphilis constitutionnelle qui peut le mieux confirmer le diagnostic du chancre infectant?

Mais M. Melchior Robert, dans son Mémoire de 1861, met en doute l'existence clinique du chancre mixte, et révoque le moyen de diagnostic que nous donnons comme infaillible; nous voulons parler de l'inoculation.

Unitaire quand même, il soutient encore vaillamment la réinoculabilité du chancre infectant. A MM. Fournier, Nadaud, Poisson, Rollet, il répond le vieil argument : que des milliers de faits négatifs ne prouvent rien contre *un fait positif bien observé.* Soulignons, et cherchons ce fait. Il rapporte onze observations ; les faits, avons-nous dit, doivent être bien observés.

Première observation (de M. Melchior ROBERT).

Le 11 mars 1862, je fus appelé auprès d'un homme de 60 ans, atteint depuis quatre mois d'un chancre unique très-circonscrit, non suivi d'adénite suppurée, et qui a occasionné une spyhilis constitutionnelle des plus graves. Ce chancre s'est phagedénise à la suite de mauvais pansements, et il ne s'agit rien moins que d'amputer le tronçon de verge qu'il n'a pas détruit. Je m'oppose a cette triste extremité, et je propose, pour determiner la nature de la plaie, d'en inoculer le pus à la cuisse gauche. Peu de jours apres la piqûre, je constate une enorme pustule, qui resiste à la cautérisation et ne cede qu'à la longue à des pansements méthodiques.

Dans cette observation on trouve noté, d'une part un chancre unique *très-circonscrit*, et il. ne s'agit rien moins que d'amputer *le tronçon de verge qui n'a pas été détruit.* Comment accorder ces deux assertions?

Dans ses notes explicatives, M. Melchior Robert dit que ce chancre était induré; et ensuite, que le phagédénisme avait détruit l'induration qui doublait le chancre.

Alors, comment a-t-il pu constater l'induration?
Nous demandons à M. Robert quelle a été l'incubation, la forme initiale? Mais il ne saurait nous répon-
dre. Le phagédénisme d'ordinaire tue le virus, et l'inoculation échoue.

L'observation est incomplète, contradictoire, et
l'auteur prend lui-même à tâche de la réduire à *zéro*.

Deuxième observation (de M. ROBERT).

Le 20 juin 1857, au n° 5 de la salle des consignés, est un
malade atteint de phimosis, de chancres multiples à la face
externe et au limbe du prépuce.

1er juillet. Opération du phimosis, induration circulaire avec
aspect chancreux de la plaie.

10 août. Deux bulles de rupia à la face externe de la cuisse
gauche. Plus tard, autres symptômes constitutionnels.

M. Robert en conclut, dans ses notes, que la plaie
faite dans le *voisinage d'un chancre induré*, sans continuité, peut s'ulcérer et s'indurer comme le chancre
placé à côté d'elle. Mais, d'abord, les chancres étaient-
ils indurés? M. Robert se contente de dire qu'ils
étaient *multiples*. L'induration méritait d'être notée,
si elle existait avant l'opération; c'était nécessaire pour
sa conclusion.

Il y a là certainement des chancres simples mult i
ples, l'inoculation des bords de la plaie le prouve.
Il y a aussi syphilis, mais n'était-elle pas antérieure?
les bulles de rupia paraissent le faire présumer. Ou

bien y aurait-il eu double infection simultanée? les détails font défaut.

Troisième observation (de M. Robert).

A la même époque est rentré au n° 5 des consignés, un malade atteint de chancre induré à la base de la verge, avec gangrène moléculaire ; chancre successif sur le ventre, ayant la forme pustulo-ecthymateuse et à base molle.

M. Robert en conclut que le chancre induré peut donner naissance à un chancre successif de forme molle. Qu'est cette pustule ecthymateuse sur le ventre? Pourquoi affirmer que c'est le chancre induré qui lui a donné naissance ? Et le chancre était-il bien infectant ? Rien ne le prouve, aucun symptôme général n'apparaît; l'inoculation même n'est pas employée. L'observation se résume à ceci : « Chancre à la base de la verge, puis pustule sur le ventre » ; qu'en conclure ?

Quatrième observation (de M. Robert).

6 juillet 1857. Malade atteint d'un chancre induré à la face externe de la verge, adénite bi-inguinale multiple et indolente, phimosis inflammatoire; auto-inoculation du pus sécrété par le chancre, pustule abortive.

C'est, dit l'observateur, un chancre induré ayant déterminé une pustule très-circonscrite et de courte durée. Nous acceptons le diagnostic de chancre induré, confirmé ici par la pléiade ganglionnaire; mais est-ce le chancre induré qui a déterminé cette pustule ? n'est-ce pas plutôt la piqûre de la lancette ? J'ai souvent observé ce résultat, que j'ai toujours noté comme négatif, et, comme tel, il confirme la loi que M. Robert veut combattre.

Cinquième observation (de M. ROBERT).

Le 18 septembre 1857. Malade atteint de phimosis avec suppuration et d'un noyau volumineux très-dur à la région du frein; adénite bi-inguinale multiple; symptômes datant de vingt jours, au dire du malade. Première inoculation à la cuisse gauche du malade : résultat négatif.

2 octobre. Incision du prépuce sur la ligne médiane; découverte d'une vaste induration rouge à surface vernissee et a base très-dure; les bords de l'incision ne tardent pas à s'indurer; le chancre induré, qui paraissait sec, se ranime et recommence à suppurer.

8. Deuxieme auto-inoculation ; papulo-pustule qui sèche au sixième jour.

16. Troisième inoculation.

19. Vésico-pustule.

21. Engorgement de la base de la pustule, forme furonculeuse.

Les jours suivants, ulcération chancreuse qui ne guérit qu'à la faveur de pansements prolongés.

Sixième observation (de M. ROBERT).

Le nommé D... entre le 15 octobre, même salle. Chancre amygdalien, adénite retro-maxillaire, éruption papulo-squameuse, etc. Trois inoculations avec le pus du malade precedent : résultat négatif.

Réunissant ces deux observations 5 et 6, il conclut :

« Chancre induré dont le pus a échoué d'abord à deux reprises sur le malade même; ce pus ayant échoué aussi par trois piqûres chez un malade en pleine syphilis constitutionnelle, et qui, à une troisième inoculation, a parfaitement réussi, nous devons observer seulement que la sécrétion était plus abondante et *provenait de tissus enflammés par une incision.* »

Nous n'avons jamais vu l'incision du phimosis amener l'inflammation du chancre et augmenter sa suppuration. L'emprisonnement du pus sous le prépuce est une cause bien plus fréquente d'inflammation, et c'est précisément pour la combattre ou la prévenir qu'on opère le phimosis qui recèle des chancres. Mais l'opération a été faite le 2 octobre, et l'inflammation, suite de l'incision, ne se serait manifestée que quatorze jours après ! Devant ce fait seul, cette explication n'en est pas une ; généralisée, elle tendrait à prouver que le pus phlegmoneux est plus apte à produire un chancre que le pus chancreux ; celui-ci inoculé seul ne produit rien.

Voici l'explication que nous donnons de ces faits :

Sous le prépuce, il y avait : 1° un chancre induré (noyau très-dur, adénite bi-inguinale multiple, ulcération rouge à surface vernissée, à base dure). Le temps était suffisant pour l'incubation. Le pus du chancre induré explique les résultats négatifs.

Mais n'y a-t-il pas autre chose ? Le 16, lors de l'inoculation qui a réussi, les choses avaient changé. Le chancre induré, qui semblait sec, se ravivait et recommençait à suppurer. Ce n'est certes pas là un signe classique du chancre induré, type isolé ; ce sont là des signes révélant une inoculation de chancre simple qui peut s'être faite accidentellement ou naturellement. L'incision a permis le mouvement et le contact d'un chancre très-petit avec la surface du chancre induré. Pourquoi ne pas réinoculer cette pustule d'inoculation ; pourquoi ne pas répéter, après le succès, l'inoculation sur le malade déjà inoculé, et vouloir faire contredire les faits quand la contradiction n'est que dans la date des expériences ?

Septième observation (de M. ROBERT).

Le 27 octobre, malade C...., couché au n° 29 de la salle Saint-Paul ; phimosis inflammatoire, adénite bilatérale indurée, auto-inoculation à la cuisse gauche.

Le 28, papule enflammée.

Le 29, pustule.

Le 30, chancre ecthymateux superficiel.

11 novembre. Disparition de l'inflammation, persistance des deux noyaux indurés au niveau du filet.

Le 16, l'induration des chancres est on ne peut plus manifeste.

Le 22, le malade décalotte, et l'on peut voir les noyaux indurés. La croûte qui recouvre la pustule d'inoculation commence à se crisper, ce qui annonce la guérison.

Pour M. Robert, c'est un chancre induré ayant occasionné sur le malade même une pustule chancreuse de vingt-cinq à trente jours. Il n'y avait ici aucune trace de chancre simple, ni sur les chancres indurés, ni à côté, ni aucun signe de leur coexistence.

Ici, pour nous comme pour M. Robert, il y a chancre induré (diagnostic motivé par le caractère de l'adénite). Y a-t-il du pus de chancre simple? Mais M. Robert nie en aveugle; il n'a vu les chancres que vingt-six jours après. Probablement tout était cicatrisé.

Huitième observation (de M. Robert).

Le nommé P..., entré le 19 décembre, couché au n° 11 de la salle Saint-Paul, atteint d'un vaste chancre induré sur le frein, avec gangrène interstitielle et poly-adénite indurée.

23. Auto-inoculation à la cuisse gauche.

25. Petite pustule.

28. Élargissement de la pustule et aréole inflammatoire.

2 janvier. Ulceration ayant cinq millimetres de diamètre.

4. Tendance à la réparation.

Et plus loin il ajoute : chancre induré type avec gangrène interstitielle, ayant une douzaine de jours de durée seulement.

Le résultat de l'inoculation n'est pas un chancre induré ; je n'en veux d'autre preuve que l'absence d'incubation. Ce n'est pas un chancre simple : il aurait duré plus longtemps, aurait fait plus de progrès ; c'est une fausse pustule, entretenue par les détritus gangréneux, qui ont fait corps étranger dans la plaie de la piqûre.

Neuvième observation (de M. Robert).

29 mars 1858. Femme âgée de 55 ans, atteinte depuis dix ans de syphilis constitutionnelle tres-grave, traitee à différentes reprises. Aujourd'hui, symptômes tres-graves, vaste ulcération au genou droit, vaste tumeur gommeuse à la cuisse du même côté, degenérescence plastique du muscle sterno-mastoïdien gauche; extinction de voix.

Et plus loin il ajoute: malade atteinte de vérole constitutionnelle depuis dix ans; symptômes constitutionnels très-graves. Inoculation par la piqûre avec le pus emprunté à un chancre induré, lequel chancre induré, inséré à trois reprises sur la cuisse gauche du malade, *était resté sans action*. Développement de six chancres mous qui durent plus d'un mois.

Les inoculations n'ont pas été faites à la même époque, par conséquent pas avec le même pus. Rien d'étonnant si les résultats ne sont pas les mêmes chez les malades, et l'observation reste sans valeur.

Dixième observation (de M. Robert).

Malade K..., à la salle Saint-Paul, entré le 22 mars 1858 et couché au n° 10. Chancre induré très-volumineux derrière le gland à droite; adenites multiples à droite, inguinales et bi-laterales; chancre induré exuberant à la levre superieure, près la commissure droite; adenite sous-maxillaire droite tres-volumineuse, douloureuse et sub-enflammee; roseole discrete (invasion datant de deux mois).

25. Inoculation à la cuisse gauche du malade du pus emprunté au chancre du gland.

26. Papule légère.

28. Petite pustule.

30. Élargissement de la pustule.

31. Je reprends du pus sur la pustule produite et l'inocule à la cuisse droite ; j'inocule pareillement à la cuisse droite du pus du chancre induré de la verge.

1er et 2 avril. La premiere inoculation est remplacée par un chancre ayant cinq millimetres de diamètre, chancre très-engorgé et entouré d'une areole inflammatoire. Les deux dernières inoculations ont occasionné une papule prurigiforme.

6. Le premier chancre inoculé est remplacé par une ulceration taillée à pic et très-enflammée. Les deux autres sont moins enflammées et moins étendues.

10. Des trois chancres, les deux qui viennent directement du chancre induré du prépuce sont en activite et assez larges.

14. Les trois inoculations suppurent abondamment ; la roséole est confluente. D'autres symptômes se manifestent ; les chancres indurés se cicatrisent.

Onzième observation (de M. ROBERT).

M. C..., etudiant en médecine, atteint dans le moment de chancre simple et de bubon, voulant verifier sur lui-même, experimentalement, la doctrine du chancroïde, à laquelle je l'avais initié dans mes cliniques, s'inocule le 31 mars 1858 le pus de la premiere pustule d'auto-inoculation développée sur la cuisse du précedent malade. 5 avril, pustule sur la cuisse gauche, bientôt remplacee par une ulceration en emporte-pièce, qui, au 14 avril, a atteint de grandes dimensions et est très-enflammee. La base de cette ulceration reste molle jusqu'au 22 avril, époque à laquelle j'aperçois une légère induration.

2 mai. La cicatrisation est presque complete et l'induration est assez prononcée.

12. Je perds le malade de vue jusqu'au 22. A cette date,

le chancre d'inoculation s'est réulcéré, peut-être à cause de la marche; à 1 centimètre de lui, en dedans, existe une ulcération. La surface de ces deux ulcérations est pultacée et un peu enfoncée; ses bords forment bourrelet, l'engorgement de la base est très-dur et très-étendu. La région inguino-crurale est le siege d'un ganglion engorgé assez volumineux, très-long dans la direction longitudinale et presque perpendiculaire au pli de l'aine.

Il n'y a encore aucun symptôme d'infection générale.

10 juin. Le chancre a la dimension d'une pièce de 5 francs, sa surface est recouverte de bourgeons charnus, la base en est très-dure; adénite cruro-inguinale multiple, adénite post-cervicale, ulcération gutturale, syphilide papuleuse génerale. Un traitement approprie, scrupuleusement suivi, dissipe tous ces symptômes, non sans récidives; mais, à la faveur de soins intelligents, notre courageux confrère recouvre la santé, jurant qu'on ne l'y prendrait plus, et avec la persuation intime que le chancroïde né du chancre induré peut très-bien donner le chancre infectant.

Dans l'observation x, le malade a deux chancres, l'un à la lèvre, l'autre à la verge. M. Robert les dit tous deux indurés. Nous disons, nous: celui de la lèvre est induré, celui de la verge est simple. Et pourquoi l'élève de M. Ricord choisit-il, pour son inoculation, précisément celui dont le diagnostic est le plus attaquable? Pourquoi ne pas inoculer le chancre céphalique, que le *maître* avait proclamé toujours induré? Et ici l'adénite, comme de coutume plus prononcée à la face, vient confirmer la règle. Avant d'admettre les deux chancres indurés, il fallait les démontrer tels ; mais le résultat négatif de l'inoculation du chancre de la lèvre nous aurait donné raison.

Cette observation se résume donc en une inoculation du pus de chancre simple puisé sur un syphilitique ; on a obtenu un chancre simple, on devait s'y attendre. M. C..., l'étudiant, s'inocule du pus de chancre simple d'un syphilitique. La lancette est souillée de sang : il prend à ce malade K... tout ce qu'il a, chancre simple et vérole ; nous l'avons expliqué ailleurs.

Remarquons ici les nuages dont aime à s'entourer M. Melchior Robert. Dans ses observations précédentes, c'est au milieu de détritus gangréneux, souvent sous le prépuce, dans les cas les plus obscurs pour tous, qu'il cherche un fait destiné à convaincre les dualistes incrédules ; et pourtant, suivant lui, la majorité des chancres indurés est réinoculable !

Ainsi les observations de M. Robert sont, ou bien incomplètes, ou bien mal interprétées, leur interprétation vraie venant confirmer des lois que M. Robert veut renverser.

Quant à nous, nous le répétons ici : ce qui nous a servi à diagnostiquer *mixte* un chancre, soit au lit du malade, soit dans les observations des auteurs, c'est l'ensemble des signes suivants : chancre ayant l'aspect d'un chancre simple, l'induration d'un chancre infectant ; chancre suivi de vérole confirmée comme le chancre induré et en même temps réinoculable à la lancette sur le porteur, ou, ce qui revient au même, en

même temps suivi de bubon chancreux comme le chancre simple. Nous avons établi la valeur de ces signes
dans le paragraphe précédent.

§ 5.

PRONOSTIC ET TRAITEMENT.

Au point de vue du pronostic, le chancre mixte doit
être étudié sous deux points de vue très-différents :

1° Au point de vue pratique : un chancre mixte
donné étant diagnostiqué, quelles sont ses suites nécessaires, fatales ? Quelles sont ses complications possibles ?

2° Au point de vue scientifique général : le chancre
mixte formant une troisième espèce chancreuse, que
devient la valeur de chacun des signes réputés pathognomoniques, soit du chancre simple, soit du chancre
induré. Nous avons déjà indiqué ce deuxième point
dans l'*historique* ; nous allons d'abord nous occuper
du premier point.

1° *Pronostic pratique du chancre mixte en lui-même.*
— Le chancre mixte, nous l'avons dit, a des suites
nécessaires, fatales ; ce sont les plus graves, elles
portent une atteinte à la santé générale de l'individu,
elles se résument en un mot : syphilis constitution-

nelle dans toute sa gravité, nullement modifiée par la présence du pus de chancre simple.

Ce n'est pas tout : il peut encore survenir des complications locales, telles que le phimosis, dont nous avons vu chemin faisant des observations (observation de Masserini, et observation de Santo avec abcès chancreux). Il peut se compliquer de phagédénisme, de bubon uni ou bilatéral, de lymphite chancreuse , d'abcès chancreux. On reconnaît là l'énumération des complications du chancre simple , elles n'en diffèrent aucunement. Et comme il ne s'agit pas de décrire des phénomènes nouveaux, mais simplement de confirmer ce que nous avançons par des faits, nous apportons à l'appui de nos assertions trois observations de chancre mixte trouvées dans le *Traité de l'inoculation* de M. Ricord. Le diagnostic y est si nettement établi qu'il se passe de tout commentaire. Nous y joignons une quatrième observation, recueillie à l'Antiquaille par notre prédécesseur M. Christot.

Première observation (de M. RICORD). *Chancre mixte naturel; inoculation compliquée de phagédénisme gangréneux et de bubon chancreux.*

Bou..., âgé de 21 ans, entré le 7 mars 1833, salle première n° 38.

La maladie date de cinq mois; à cette époque il s'établit un chancre sur la peau du prépuce; peu de jours après, un bubon se montra du côté droit. La marche de l'ulcere, qui d'abord avait eté régulière, prit le caractère phagédénique; une bonne portion du prépuce fut detruite, et le gland lui-même rongé dans un tiers de son epaisseur; le bubon arriva promptement à suppuration et s'ouvrit spontanement. On administra un traitement par le deuto-chlorure de mercure, sous la forme pilulaire; il se declara une forte salivation qui fut combattue par des gargarismes.

Aujourd'hui le malade se présente avec un bubon largement ulcere, dont la surface a 2 pouces 1/2 de diametre.

Le gland est presque detaché des corps caverneux, qui offrent une perte de substance qui arrive jusqu'à l'uretre; il y a en général beaucoup d'irritation.

Partout on remarque les caracteres de la période de progrés. On applique les pansements avec la décoction concentrée d'opium, on prescrit les antiphlogistiques généraux.

Le 18, l'etat inflammatoire paraît avoir cédé à la médication; on panse au cerat calomel.

Le 21, le chancre de l'aine va mieux, son fond se deterge; à la verge, on aperçoit des bourgeons charnus de bonne nature.

Le 1er avril, on cautérise avec le nitrate d'argent le chancre du gland.

On continue les pansements au cérat calomel.

Le 10, la circonference de l'ulcere de l'aine diminue; cependant, au centre, on voit encore les caractères de la periode ulcérative.

Le 21, on prend du pus au centre de la plaie de l'aine, et on l'inocule sur la cuisse gauche.

Le 24, l'inoculation a tres-bien réussi et la pustule est formée. Sur la peau, on aperçoit les taches d'une éruption au debut; on prescrit les pilules de proto-iodure de mercure, le sirop et la tisane sudorifiques.

Le 7 mai, le bubon est en pleine voie de cicatrisation, mais le chancre de la verge persiste à la période ulcérative. On cauterise au nitrate d'argent.

Le 20, le chancre de l'aine est cicatrisé, sans laisser d'induration. La chancre inoculé à la cuisse gauche est en pleine voie de réparation. Il s'est montré une syphilide lenticulaire, mais elle a pris peu de développement.

Le 30, la syphilide n'offre que quelques taches brunes.

Le 20 juin, l'eruption a complètement disparu.

Malgre les divers pansements employés, tels que le miel ioduré, le cerat saturnin, le vin aromatique, le cerat belladoné, la decoction concentree d'opium, la solution de sublimé, la cautérisation au nitrate d'argent et au nitrate acide de mercure, appliques alternativement, selon l'etat plus ou moins inflammatoire des parties, l'ulcere de la verge persiste à l'etat de progres; deja toute la portion du prepuce a été detruite supérieurement, et le gland rongé jusqu'à quatre lignes en arrière du méat urinaire; le canal paraît comme disséqué circulairement.

Le 10 juillet, les progrès de l'ulcération paraissent bien plus lents; on cauterise, et on panse avec la pommade au calomel et à l'opium.

Le 20, mieux marqué; la moitié antérieure du chancre commence à se cicatriser.

Le 50, à la partie inférieure, vers le frein, la portion du prépuce qui reste se couvre de bourgeons charnus, mais au-dessus le chancre continue à détruire les corps caverneux.

Le 20 août, la marche de la cicatrisation s'opère d'avant en arrière.

Le 50, on prend du pus à la surface des corps caverneux, et on l'inocule un pouce plus bas que la cicatrice de la première inoculation.

Le 4 septembre, la pustule d'inoculation est formée. On panse l'ulcère avec la pommade au calomel et à l'opium; on cautérise.

Le 20, les caractères de la période de réparation se montrent en plusieurs points de la surface du chancre.

On panse le chancre de la cuisse résultant de l'inoculation du 30 août avec le cérat opiacé.

Le 1er octobre, le chancre est réduit des deux tiers; on prend du pus à son centre et on l'inocule sur la cuisse droite par deux piqûres.

Le 6, l'inoculation n'a rien produit.

Le 20, l'ulcération s'est emparée d'un bourrelet induré près du frein ; il y a comme une gangrene interstitielle.

Le 1er novembre, l'ulcère, qui depuis quelques jours paraissait stationnaire, est en meilleure voie.

Le 27, tout est presque guéri ; sur les corps caverneux on voit une cicatrice de plus d'un pouce d'étendue. La plaie de la cuisse gauche, avant-dernière inoculation, est presque cicatrisée. Enfin le malade sort le 21 décembre.

Il est à remarquer que, pendant toute la durée du traitement, la santé générale s'est assez bien maintenue ; seulement deux fois, à deux mois et demi d'intervalle, vers les derniers temps, il y a eu un peu de dévoiement, qui a bientôt cédé à l'eau de riz gommée et édulcorée avec du sirop de grande consoude. Le tempérament du sujet est sanguin et assez irritable ; pendant tout le séjour à l'hôpital, il paraît s'être livré à une tristesse profonde; ayant presque toujours faim, il se procurait souvent des aliments en plus de sa ration.

Deuxième observation (de M. RICORD). *Chancre mixte naturel, unique, inoculé. Bubon chancreux.*

Lob...., âgé de 18 ans, entré le 5 janvier 1855, salle première n° 31. Trois jours après un coït suspect, ce malade s'aperçut de la présence d'un chancre au prépuce, partie latérale gauche et interne. L'ulcère négligé s'agrandit, et quelques jours après son debut, un bubon se mentre à gauche; sa marche a été sub-aigue, et malgré un traitement par les sangsues, l'onguent mercuriel et l'emplâtre de Vigo, la suppuration est aujourd'hui complete.

Le 6, le bubon a percé pendant la nuit; les chancres de la verge paraissent à l'état de progrès; on les cautérise, et on panse au cerat opiacé.

Le 21, la peau amincie qui recouvrait le foyer du bubon a ete détruite par l'ulcération. L'ulcère est à nu et présente l'apparence des chancres; on inocule le pus du bubon à la cuisse droite par deux piqûres ; on cautérise le foyer ulcéré et l'on panse au cérat opiacé; les chancres de la verge sont cautérisés au nitrate d'argent et pansés avec le cérat calomel.

Le 24, les pustules d'inoculation sont formées; on les ouvre, et on inocule leur pus par une piqûre sur la cuisse gauche.

Le 27, les inoculations du 24 ont donné la pustule caractéristique; on panse la premiere inoculation avec du cérat calomel.

Le 15 février, les chancres de la verge ont disparu ; la premiere inoculation est presque guérie, la deuxième persiste à l'état de progrès. Le bubon marche bien, sa surface se couvre de bourgeons de la période de réparation.

On prend du pus de la dernière inoculation, et on le porte par une piqûre sur la cuisse droite.

On remarque de l'induration à la base des chancres de la cuisse, et sur le corps des taches indiquant le début d'une syphilide lenticulaire; on prescrit le traitement par les pilules de proto-iodure de mercure, le sirop et la tisane de salseparelle.

Le 17, l'inoculation du 15 a réussi et a fourni la troisième génération. Le bubon est guéri.

Le 27, on prend du pus dans le chancre de la troisième génération et on l'inocule sur la cuisse gauche.

Le 1er mars, la quatrième génération est produite.

Le 17, on prend le pus de la quatrième géneration et on le porte sur la cuisse droite.

Le 20, la cinquième génération est produite ; la guérison des chancres d'inoculation marche d'une manière régulière, d'après l'ordre de leur ancienneté.

Le 30, la syphilide n'a pas fait de progrès.

On continue le traitement par le proto-iodure de mercure.

Le 1er avril, il ne reste aux cuisses que deux ulcères ; la base s'est relevée et forme saillie ; on cauterise et l'on panse au calomel et au chlorure de soude.

Le 17 mai, le malade sort guéri ; il ne reste nulle part d'induration.

La santé générale s'est maintenue dans un fort bon état depuis le traitement.

Troisième observation (de M. RICORD). *Chancre mixte, bubon chancreux, bi-inguinal, inoculé.*

Leg... (Louis), âgé de 18 ans, entré le 27 février 1856 salle première, n° 56.

Ce malade entra il y a deux mois à l'hôpital Saint-Louis, où il fut traité pour un chancre suivi d'un bubon au côté droit. Quinze jours après, à la suite d'un travail forcé, un nouveau bubon se montra à gauche ; pustules d'ecthyma sur les bras et sur les cuisses, à la verge ; au pli genito-crural apparaissent des tubercules muqueux ; à la partie interne et moyenne de la cuisse droite, un point ulcéré est recouvert d'une croûte assez épaisse. On inocule le pus de cet ulcere sur la cuisse.

Le 5 mars, la piqûre est cicatrisée ; on ouvre le bubon

Le 4, on inocule son pus à la cuisse droite.

Le 5, la piqûre est rouge et acuminée.

Le 7, la pustule est formée et offre les caractères d'un chancre au debut ; on cautérise au nitrate d'argent.

Le 15, à la suite d'un traitement approprié, amelioration remarquable : les tubercules muqueux ont disparu.

Le 21, le bubon commence à se cicatriser.

Le 6 avril, l'ecthyma disparaît en partie.

Le 20, il ne reste que des taches brunes ; le bubon est cicatrisé ; il reste deux ulcérations : une au pli crural, l'autre au scrotum ; on panse au vin aromatique.

Le 19 mai, les ulcérations ne sont pas tout à fait cicatrisees.

Le 7 juin, on incise un trajet fistuleux qui entretenait la suppuration.

Le malade sort parfaitement guéri le 19 août.

Quatrième observation. Chancre mixte naturel, lymphite indurée et bubon chancreux.

Antoine Bert, âgé de 24 ans, d'un tempérament lymphatique, entre le 12 decembre 1861 à l'hospice de l'Antiquaille, salle Sain-Jean 6, pour y être traité de chancres multiples de la verge.

Les uns, au nombre de trois, sont situés sur la circonférence libre du prépuce, dans le voisinage du frein.

Les autres, au nombre de deux, occupent la partie antérieure de la couronne du gland.

Les premiers sont grisâtres, dechiquetés, ils suppurent abondamment. Ils ont apparu quatre ou cinq jours après le coït, ou du moins les coïts infectants, car le malade a sacrifié nombre de fois, dans la même journée, à la Vénus errante.

Les seconds, au contraire, datent d'un mois après ce jour néfaste. Leurs caractères se différentient nettement de ceux de

leurs voisins : ils sont constitués par une élevure rougeâtre,
papuleuse, ecchymotique, de mêmes dimensions, de même
forme, et disposés symetriquement sur les côtés de la ligne
médiane. Leur surface est le siége d'une ulceration très-légère,
et leur base présente une induration manifeste. Cette induration est de consistance chondroide, légerement douloureuse au
toucher, et plus marquée sur le chancre situé à droite.

L'adénite est bilatérale, multiple, indolente dans certaines
limites, à ganglions peu volumineux à droite, mais disposés
cependant sous forme de pléiade ganglionnaire caracteristique.

Est-il utile d'ajouter, après l'exposé de ces symptômes, que
les différences de spécificité de ces deux sortes de chancres
ont eté reconnues par des syphilographes des plus experts, par
MM. Diday et Dron, qui voulurent bien examiner ce malade à
l'époque où je le présentai à la Société des sciences médicales.

Pas de trace de symptômes constitutionnels. Le tegument
externe est indemne de toute eruption spécifique. Les muqueuses buccale, palato-pharyngienne et anale sont également
saines.

Aucun traitement, général ou local, n'est prescrit le jour de
l'entrée du malade.

Le 15 décembre, la teinte ecchymotique des chancres indurés a sensiblement pâli; leur surface est actuellement le
siége d'un travail ulcératif qui leur donne déjà, quant à l'aspect, plus d'un point de ressemblance avec leurs voisins du
prepuce.

Si, l'œil armé d'une loupe, on examine soigneusement ces
ulcérations produites de la veille, on les trouve constituées par
une excavation à fond irrégulier, à surface granuleuse, à
bords taillés à pic, et donnant déjà naissance à de la sanie
chancreuse.

Cette derniere est soigneusement recueillie sur la pointe

d'une lancette, et inoculée sur la face externe de la cuisse gauche. Les piqûres, au nombre de deux, n'amènent qu'une quantité insignifiante de liquide sanguin ; elles sont protégées des contacts extérieurs par des plaques de diachylon.

Même manœuvre pour les chancres simples du prépuce. Trois légères piqûres sont faites sur la face externe du membre droit, elles sont garanties à l'aide des mêmes précautions.

Le 18, c'est-à-dire trois jours après l'inoculation, on enlève les petits appareils protecteurs, et l'on constate des résultats positifs sur tous les points inoculés. Pustules caractéristiques du côté gauche, à base chancreuse, entourées d'une légère aréole inflammatoire.

Mêmes symptômes du côté droit.

Le lendemin 19, il ne serait plus permis d'avoir des doutes sur la nature des résultats de l'inoculation du côté gauche, si toutefois ces doutes eussent existé. Les surfaces d'inoculation se sont agrandies, et leurs caractères de specificité apparaissent alors dans leur état le plus parfait.

Cinq cautérisations au nitrate d'argent sont pratiquées le même jour, sans que le malade accuse des douleurs bien vives. Des rondelles de sparadrap fixées aux membres par de petits bandages circulaires, préservent les plaies d'inoculation, non-seulement des contacts extérieurs, mais surtout de ceux du malade, qui pourraient bien, le cas est fréquent, servir de véhicule au pus chancreux de la verge.

On prescrit, comne pansements, le nitrate d'argent à la dose de 1 gram. sur 50.

Le 23, le malade appelle notre examen sur l'adénite du côté gauche. Il a souffert dans la journée d'hier, et quelques douleurs lancinantes ont éveillé son attention de ce côté-là. Le toucher ne révèle cependant rien encore de bien caracteristique, si ce n'est un ganglion plus volumineux que ses voisins, et légèrement plus douloureux.

Les surfaces chancreuses ne sont pas encore sensiblement modifiées, l'étendue des parties ulcérees n'a pas visiblement diminué.

L'induration des chancres du gland présente depuis deux jours un phénomene assez singulier qu'il ne m'avait pas encore eté donné d'observer. Elle semble s'être étendue, non-seulement en profondeur, mais encore elle a manifestement gagne deux vaisseaux lymphatiques qui se trouvaient à sa portee. Elle se présente donc maintenant sous la forme de cordons assez volumineux, de 5 à 6 millimetres pour le chancre du côte droit, et de 2 ou 3 seulement pour celui du côte gauche. Cette induration nouvelle n'est pas evidemment le produit d'une inflammation sympathique ; elle en differe et par sa consistance, et surtout par le manque de symptômes inflammatoires locaux.

Le 25, le malade reclame de nouveau notre intervention pour ses douleurs inguinales, qui cette fois sont devenues plus continues, et par là plus intolérables. Un nouvel examen nous permet de constater une augmentation sensible du ganglion precité ; son volume a acquis celui d'une petite amande ; il est comme situé sur un plan plus antérieur que le reste de la pleiade ganglionnaire. Sa surface est assez uniformement ramollie, sans que cependant, avec le tact le plus scrupuleux, il soit permis de reconnaître la moindre trace de fluctuation. La peau est légèrement enflammee au point correspondant. (Cataplasme de farine de lin.)

Le 27, la suppuration et la formation d'un foyer purulent ganglionnaire ne peuvent plus être mises en question. Un bistouri verticalement plongé dans la tumeur donne issue à 15 ou 20 grammes d'un pus moitié sereux, moitie phlegmoneux et strié de filets sanguins. (Continuation des cataplasmes.)

Le 28, inoculation du pus provenant du bubon suppuré. Cette inoculation est faite à la region externe de la cuisse gauche, au-dessus des deux precedentes. Elle est entourée de toutes les garanties de réussite dont nous disposons habituellement.

Le 29, le bubon se présente avec des caractères chancreux indeniables. Bords décollés, surface grisâtre, anfractueuse, sécretion d'un ichor jaunâtre ; rapidité et marche envahissante de l'ulceration. Pansement au nitrate d'argent.

31. Resultat positif de l'inoculation : pustule caractéristique, ulcere chancreux à sa base. Cauterisation au nitrate d'argent.

Au 15 janvier, tous les chancres sont complètement cicatrisés. Le bubon seul donne encore naissance à quelques gouttes de sérosite limpide qui présage une cicatrisation peu éloignée.

L'adenite n'a pas sensiblement diminué de volume ; l'induration semble, au contraire, s'être prononcée davantage, et ce phénomene est encore plus saillant pour les indurations de la verge, qui se présentent actuellement sous forme de noyaux cicatriciels tres-denses.

Rien encore d'apparent sur le tégument externe.

Depuis quelques jours notre malade se plaint de la gorge. Un examen minutieux ne revele qu'un érythème très-léger, localisé à la partie anterieure du voile du palais, aux amygdales et au tiers supérieur du tube pharyngien. Un nouvel examen au laryngoscope n'amene aucune decouverte.

Léger engorgement des ganglions sous-occipitaux et rétro-maxillaires, plus marque du côté droit.

Douleurs de tête assez vives, se faisant sentir exclusivement au niveau de la région parietale droite, et affectant plus d'intensite pendant la nuit.

Le 22, notre sollicitude, qui ne cesse de se porter sur l'état général, est agréablement eveillée par quelques papules qui apparaissent et sur les parties latérales du tronc, et sur les faces internes des cuisses.

L'érythème palatin se prononce davantage, et l'on constate sur l'amygdale droite et sur la face antérieure du voile du palais, au niveau de la base de la luette, des ulcérations grisâtres, pultacées, au nombre de deux sur le voile, qui ne peuvent être rapportées qu'à des plaques muqueuses en voie d'ulcération.

Les ganglions sous-occipitaux et sous-maxillaires ont augmenté sensiblement de volume, et leur engorgement retentit sur toute la chaîne carotidienne et sus-claviculaire.

Le bubon chancreux est complètement cicatrisé depuis deux ou trois jours.

Quelques grands bains tièdes hâtent l'éclosion de l'éruption cutanée ; nous pouvons, tous les matins, constater ses progrès de la veille.

Au bout de six jours, l'éruption est devenue presque générale, la face en est seule exempte. Les parties latérales du tronc et les cuisses sont surtout les points où elle sévit de préférence. Le cuir chevelu est également intéressé, et loge une quantité considérable de squames, qui tombent abondamment quand on secoue les cheveux du malade.

Dès-lors, on met tout en œuvre pour amener une guérison rapide : pilules hydrargiriques, cautérisation des plaques de la gorge, gargarismes aluminés opiacés, bains au sublimé. Les pilules de proto-iodure sont successivement portées à deux, à quatre, et finalement à six. Aucun inconvénient ne signale leur administration.

Le malade sort radicalement guéri vers la fin du mois de février.

On voit dans les observations qui précédent, tracées de main de maître, les suites et les complications du chancre mixte. Leur description par les observations mêmes est en même temps la meilleure preuve de leur existence.

Ces preuves établies, passons à l'examen du second point :

2° *Pronostic d'un chancre au point de vue général.* — Si, après ce que nous venons de dire, nous nous reportons au tableau du diagnostic différentiel des deux chancres, il semble complètement renversé par l'admission d'un troisième chancre, du chancre mixte. Le nouveau venu semble avoir renversé toutes les limites et nous plonger dans le chaos. L'absence d'incubation, le début pustuleux, le nombre, l'aspect, le bubon chancreux, le réinoculabilité même, ne sont pas des préservatifs de l'infection générale ; bien plus, un chancre induré peut être réinoculable !

Cela paraît étrange et pourtant est vrai, du moins dans de certaines limites ; mais, pour que le pronostic soit rigoureux et exact, il faut remarquer que les signes positifs importants du chancre induré restent des signes positifs de l'infection générale ; tels sont : l'induration, l'incubation, le début, l'aspect. Mais pour démontrer exactement que le chancre est seulement induré, qu'il n'est pas mixte, il faut de toute nécessité y ajouter le caractère essentiel de non-réinoculabilité. Il faut remarquer aussi que les signes pathognomoniques du chancre simple (mollesse, absence d'incubation, début pustuleux, aspect caractéristique, réinoculabilité) révèlent toujours dans un chancre la présence du chancre simple. Mais pour être exactement sûr que le chancre est seulement simple et non infectant, il faut qu'il soit soumis à l'observation pendant trois semaines après son apparition. M. le professeur Bærensprung veut qu'on attende un mois avant de se prononcer.

Traitement. — Le traitement ne prête matière à aucune considération nouvelle. Si l'on se rappelle que l'on a deux ordres de symptômes : des symptômes locaux, des symptômes généraux, on aura également deux indications à remplir :

1° Un traitement des accidents locaux se rapportant à la présence du chancre simple, et se traitant comme lui par la cautérisation destructive, quand elle est applicable, sinon par des pansements à la solution de nitrate d'argent 1/30. La cautérisation destructive a l'avantage de prévenir les complications.

2° Un traitement général ; il doit combattre la diathèse syphilitique, dont l'induration est le premier symptôme, et comme tel le chancre mixte est, comme le chancre induré, justifiable du traitement mercuriel qu'on doit se hâter d'employer : *Principiis obsta.*

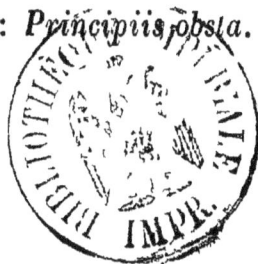

FIN.

TABLE DES MATIÈRES

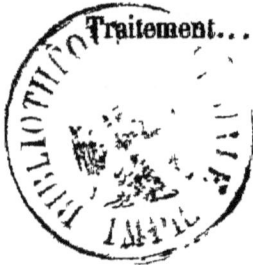

www.ingramcontent.com/pod-product-compliance
Lightning Source LLC
Chambersburg PA
CBHW050019100426

42739CB00011B/2715